AF522784

Wrist-Ankle Akupunktur

Schnell – schmerzfrei – effektiv

– mit erweitertem Praxiskonzept –

Laurent Richter

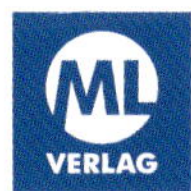

2. Auflage 2017

Druck: Generál Nyomda Kft., H–6727 Szeged

www.ml-buchverlag.de

ISBN: 978-3-946746-28-7

Vorwort Dr. Lao zur ersten Auflage

However, acupuncture is applied for thousands of years, it is not a static method. All over the world will continue to research and development. As a particular development is now considered the wrist-ankle Acupuncture (WAA), which was introduced by Prof. Zhang Xinshu in acupuncture.

After it was developed in 1965 in Shanghai, the method was fast spreading in China and was introduced as a separate branch in the textbooks. By the book „Wrist-ankle Acupuncture - Methods & Applications, a new approach to the ancient therapeutic modality" could find the WAA distribution in English speaking.

The transfer and incorporation of this work in the present book makes a further spread of the WAA possible. As an important development in this context, the introduction of homeosiniatry is considered to the WAA.

The complex methodology and easy application of the WAA, which is mostly painless for the patient, offers a new approach to many practitioners of acupuncture and ideas in the TCM in general.

I wish Mr. Laurent Richter every success and God's blessing for the dissemination of the method in Germany.

I hope the WAA may help many patients.

He Hon Lao, M.D.

Brooklyn, New York, September 2012

Übersetzung

Die Akupunktur ist schon seit tausenden von Jahren eine sicher und häufig angewandte Therapiemethode. Dennoch ist sie kein statisches Konstrukt; medizinische Forscher und Ärzte arbeiten fortwährend an der Erforschung bezüglich ihrer Anwendung und Wirksamkeit. Dies war insbesondere der Fall als die Wrist-Ankle-Acupuncture (WAA) von Prof. Zhang Xinshu im Jahr 1965 eingeführt wurde.

Nach 47 Jahren hat sich die WAA in ganz China verbreitet und zielt nun in Richtung der Welt außerhalb des Reichs der Mitte. In China ist die WAA bereits in den Lehrbüchern integriert, aber im Westen ist sie noch wenig bekannt. Um diese Technik mit englischsprachigen Kollegen und Studenten zu teilen, schrieb ich „Wrist-Ankle-Acupuncture – Methods & Applications, a new approach to the ancient therapeutic modality" (2004, 2nd revised edition), das umfassendste in Englisch verfügbare Lehrbuch über die WAA.

Dieses Buch von Heilpraktiker Laurent Richter, in deutscher Sprache verfasst, setzt einen weiteren Meilenstein in der Akupunktur durch die Einführung der WAA-Technik in die Homöosiniatrie. Dieser Ansatz von Herrn Richter ist innovativ und lässt auf weitere Forschungen hoffen. Die einfache Anwendung der WAA bietet einen neuen Ansatz für viele Anwender der Akupunktur. Sie ist ein „Must-have-tool" in der Schatztruhe der Therapieformen eines jeden Therapeuten.

Ich wünsche Herrn Laurent Richter viel Erfolg bei der Verbreitung der WAA in Deutschland.

Mit freundlichen Grüßen

Dr. He Hon Lao
Brooklyn, New York, September 2012

Vorwort des Autors

Viele Therapeuten kennen das Problem: Trotz intensiver Bemühungen, bester Technik sowie gewissenhafter Durchführung der Behandlungen will sich die gewünschte Genesung des Patienten nicht einstellen.

Warum gelingt manchen Chirurgen trotz Anwendung modernster minimalinvasiver OP-Technik keine Linderung der Beschwerden? Warum wirkt eine Chemotherapie bei einem Patienten gut, bei dem anderen mit ähnlichen Voraussetzungen und gleichem Tumor hingegen gar nicht? Was könnte (außer Störfeldern, Mangelerscheinungen oder dergleichen) die Ursache hierfür sein?

In einer abschließenden Betrachtung einer von mir absolvierten Fortbildungsreihe zum Thema „Biologische Krebstherapie" wurden die Teilnehmer zu ihrer Meinung hinsichtlich der Thematik „Wer oder was heilt wirklich?" befragt. Das Ergebnis war ganz erstaunlich. Das aus zu gleichen Teilen aus Ärzten und Heilpraktikern bestehende Teilnehmerfeld kam zu folgendem Ergebnis: „Der Patient heilt sich selbst mit Gottes Hilfe" – hierbei kann die Bezeichnung „Gott" je nach persönlicher religiöser Betrachtung und Präferenz natürlich variieren, man kam allerdings im Teilnehmerkreis überein, dass eine höher stehende Energieform die Heilung erst ermöglicht. In China wird hierfür der Terminus „Qi" verwendet.

Wenn wir also davon ausgehen können, dass eine derartige Energieform essenziell für eine erfolgreiche Heilung ist, so stellt sich nun die Frage: „Wie kann ich diese Energie aktivieren?"

Lassen Sie mich anhand eines Modells einen Erklärungsversuch aus meiner Sicht wagen:

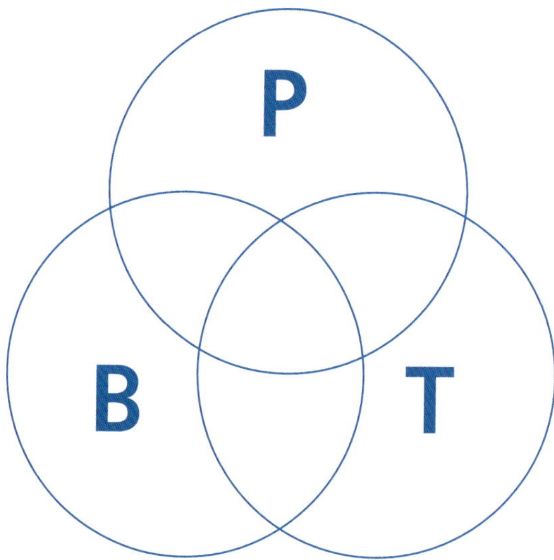

Legende: P = Patient, B = Behandler, T = Therapie

In unsere Praxis kommt also Patient P. Er war mit seinen Beschwerden schon bei diversen Therapeuten, ohne Erfolg. Wir als Behandler (B) verfügen für sein Problem über verschiedene Therapieverfahren (T). Um nun eine Wirkung im Sinne von „Heilung" zu erreichen, ist eine möglichst große Übereinstimmung (Resonanz) von P-B-T nötig. Der Ablauf ist in der Regel wie folgt:

Sind sich Patient und Behandler sympathisch, besteht eine gute „Grundschwingung". Nun muss der Behandler die passende Therapieform für den Patienten in seiner derzeitigen Lage finden. Sagt dem Patienten die Therapie zu, tritt auch dies in Resonanz und die Schnittmenge der Kreise wird größer. Wichtig ist auch, dass der Patient sowie der Behandler ein gutes Gefühl dabei haben und der Patient den festen Willen hat, gesund zu werden.

Ein Beispiel aus der onkologischen Praxis: Ein Tumorpatient lässt sich durch die Diagnose Krebs nicht beirren. Er ist voller Energie und gewillt, die Krankheit zu besiegen. In diesem Fall nimmt er die Nebenwirkungen einer Chemotherapie billigend in Kauf und freut sich bei jedem Haar, welches er verliert, über eine weitere „niedergerungene" Krebszelle. Er übersteht die schwere Behandlung und ist sich absolut sicher, dass er „es geschafft" hat.

Ein anderer Patient mit gleicher Diagnose hingegen hat Angst und Zweifel, ob die Therapie gut für ihn ist. Er macht sie dennoch und hat schwerste Nebenwirkungen. Nach einem halben Jahr findet man ein Rezidiv.

Zusammenfassung: Derselbe Therapeut, dieselbe histologische Diagnose, dieselbe Therapie, aber kein Erfolg! Was fehlte, war in diesem Fall das Vertrauen des Patienten in die vorgeschlagene Therapie.

Auch wenn dieser Beispielfall ein besonders schwerer ist, lässt sich dies auf andere Diagnosen und Behandlungen übertragen. Leider lässt sich zurzeit klassisch „schulwissenschaftlich" kein Nachweis für das Vorhandensein einer geistigen Energieform führen, obwohl sehr viele Menschen diese spüren können.

In diesem Kontext lässt sich das Wort „Placebo" nennen: Wörtlich übersetzt „Ich werde gefallen" wird es oft negativ belegt. Zu Unrecht, wie ich meine! Es zeigt sich immer wieder, wie wichtig der Wille und auch die Bereitschaft des Patienten, Heilung zu empfangen, für seine Genesung sind. Leider stehen dieser elementaren Erkenntnis oft die überhöhten Egos mancher Therapeuten im Wege: Statt sich für ihren Patienten zu freuen, zweifeln sie: an sich, an der Methode, am Patienten. Das ist Unverständnis dem eigentlichen Wesen der wahren Heilung gegenüber.

Wie wichtig das Vertrauen und der Wille und die Bereitschaft, gesund zu werden sind, zeigt eine Studie von Bruce Moseley, Orthopäde aus den USA, aus dem Jahr 2002:

Zitat: „Der vielleicht stärkste Hinweis auf die Mächtigkeit psychologischer Effekte in der Chirurgie stammt aus einer Studie von Bruce Moseley. Er und sein Team untersuchten Patienten mit Arthroseproblemen am Knie. [...] Solche Probleme werden sehr häufig arthroskopisch behandelt. [...] Moseley teilte nun 180 Arthrosepatienten auf drei Gruppen auf:

1. Eine erhielt gar keine richtige Operation, sondern nur einen oberflächlichen Hautschnitt.
2. Eine erhielt einen Teil der Operation, nämlich die Arthroskopie und eine Gelenkspülung.
3. Die dritte Gruppe erhielt die volle Operation inklusive Knorpelglättung.

Diejenigen, die die Patienten untersuchten und dokumentierten, ob sich die Beschwerden gebessert hatten, wussten nicht, in welcher Gruppe die Patienten waren. Nach zwei Jahren stellte sich heraus, dass sich die Patienten der drei Gruppen alle in gleichem Ausmaß besser fühlten. Es war kein Unterschied zwischen den Gruppen feststellbar [...]. Der

Erfolg der arthroskopischen Behandlung der Kniegelenksarthrose [...] beruht auf dem Nimbus, den die Chirurgie vermittelt. Dieser löst bei den Patienten wohl das Gefühl aus, dass sie sich jetzt – behandelt mit dem mächtigsten Instrument der modernen Medizin – eigentlich nur noch besser fühlen können. Erwartungen und Hoffnung werden erzeugt, Ängste beruhigt und Entspannung gefördert. Und wie wir mittlerweile wissen [Psycho-Neuro-Immuno-Endokrinologie, Interleukine, cholinerger anti-inflammatorischer Reflex, Endorphine etc.], können solche psychologischen Effekte direkt in die Entzündungsprozesse und die Schmerzverarbeitung eingreifen."[1]

Voraussetzungen für eine erfolgreiche Heilung

Nach Jahren der Beobachtung komme ich zu dem Schluss, dass folgende Elemente vorhanden sein müssen, damit Heilung stattfindet:

1. Der **Wille** des Patienten, gesund zu werden.
2. Das **Vertrauen** des Patienten in den Therapeuten und die Therapieform.
3. Das **Bewusstsein**, dass man als Patient seinen eigenen Teil zur Genesung beitragen muss.

Zu 2.: Dies ist der Punkt, der von den Patienten am ehesten erfüllt wird. Schließlich kommen die meisten auf Empfehlung und kennen oft die „Standardtherapien" wie Homöopathie oder Akupunktur. Da in der Regel eine Freundin oder ein Freund die Empfehlung ausgesprochen hat, ist der Patient positiv konditioniert. Die Praxishomepage bietet meist einen weiteren Einblick für den zukünftigen Patienten und oft auch schon ein Foto vom Behandler.

Zu 3.: Hier besteht meist Handlungsbedarf seitens des Therapeuten. Oft haben die Patienten die Meinung, dass mit Bezahlung des Honorars genug von ihrer Seite geleistet wird. Machen Sie ihren Patienten klar, dass „steter Tropfen den Stein höhlt" – im Guten wie im Schlechten.

Der Patient wird zur Mitarbeit aufgefordert. Ich erkläre, dass zu einer ganzheitlichen Therapie immer drei Teile gehören:

1. Anpassung der Ernährung
2. Einnahme ausgesuchter Arznei
3. Be-*Hand*-lung im eigentlichen Sinn (z. B. Akupunktur)

1 Walach, Harald: Weg mit den Pillen! Selbstheilung oder warum wir für unsere Gesundheit Verantwortung übernehmen müssen – Eine Streitschrift. Irisiana, München, 2001, S. 117, 121

Ernährung und Einnahme der Arznei sind dabei zwei Aufgaben, die der Patient unbedingt erfüllen muss. Dies holt ihn sozusagen ins „therapeutische Boot". Bei der Behandlung durch den Therapeuten hat der Körper des Patienten die Aufgabe, den Heilreiz umzusetzen. Dies ist leichter, wenn der Patient die Punkte 1 und 2 umsetzt. Haben Sie die WAA durchgeführt, so halten Sie ihren Patienten an, die betroffene Extremität zu trainieren und mit positiven Gedanken an die Genesung die Heilung voranzubringen. Lassen Sie das Qi fließen!

Um Sie optimal bei der praktischen Anwendung der WAA zu unterstützen, sind einige der im Buch vorhandenen Abbildungen auch als Poster beim Verlag verfügbar.

Viel Erfolg mit der WAA und mit allen anderen Therapieformen zum Wohle der sich uns anvertrauenden Patienten wünscht Ihnen herzlichst Ihr

Laurent Richter

Naturheilpraxis
Laurent Richter
Hermann-Limmer-Str. 26
95326 Kulmbach

Tel. 09221/84661
info@heilpraktiker-richter.de
www.heilpraktiker-richter.de
www.wrist-ankle-deutschland.de
www.systa-akupunktur.de

Vorwort zur zweiten Auflage

„Ein guter Lehrer lernt von seinen Schülern!"

Nach dem Start der ersten Auflage des WAA-Buches im Jahre 2012 und dem Feedback begeisterter Teilnehmer der Ausbildungskurse zur WAA kamen mir viele Ideen für die nun vorliegende zweite Auflage und zur weiteren Verbesserung des WAA-Praxiskonzeptes. Die WAA wurde so im Laufe der Zeit von der rein zonenbezogenen Akupunktur-Methode mit einigen Allgemeinanwendungen zu einer weit umfassenden Methode weiterentwickelt, die auch die Muster der TCM und somit die gesamte Energetik des Patienten mit einbezieht.

Neu ist das „Basiskonzept der WAA-Behandlung" welches in meiner eigenen Praxis viel Resonanz findet. Hierbei werden Punkte des Ren-Mai und des Du-Mai mit den Punkten der WAA kombiniert. Zusätzlich kommt die Lokalbehandlung zum Einsatz.

Dieses Konzept und das Verständnis für die wichtigsten energetischen Muster der TCM (z. B. Le-Qi-Stase und Milz-Qi-Schwäche) lassen ein einfaches, übersichtliches Behandlungsregime mit hervorragender Wirksamkeit und Anwendungsvielfalt entstehen.

Die energetischen Muster und die Liste der Zusatzpunkte finden Sie im hinteren Teil VII dieses Buches.

Um die Übersichtlichkeit zu erhöhen entfallen die ausführlichen Erklärungen der Krankheitsbilder im Sinne der westlichen Medizin – hierüber gibt es genügend Literatur. Interessante Erklärungen aus dem Blickwinkel der TCM habe ich hingegen belassen.

Im Rahmen des Unterrichtes hat sich immer wieder herausgestellt dass die Kurse für das Erlernen der richtigen Technik immanent wichtig sind. Termine finden Sie auf: www.systa-akupunktur.de

Viel Spaß beim Studieren der neuen Auflage und viel Erfolg beim Anwenden der WAA in der Praxis wünscht Ihnen

Laurent Richter

Einleitung

Die Wrist-Ankle-Acupuncture (WAA = Handgelenk-Knöchel-Akupunktur) ist ein relativ neuer Zweig der Akupunktur. Prof. Xinshu Zhang entwickelte sie ab 1965 am Changhai Hospital in Shanghai. Durch Dr. He Hon Lao erlangte die WAA in ihrem Buch „Wrist-Ankle-Acupuncture – Methods & Applications a new approach to the ancient therapeutic modality“[2], veröffentlicht im Jahre 1997, Verbreitung. Das Ihnen vorliegende Werk übernimmt die Grundlagen aus dem Werk von Dr. He Hon Lao und erweitert es um Erkenntnisse aus meiner Praxisarbeit und den Ausbildungskursen zur WAA.

Schon bald nach ihrer Erstveröffentlichung wurde die WAA in China als einzigartige, umfassende Therapiemethode mit einfacher Anwendung und beeindruckenden Resultaten bekannt. Sie ist inzwischen ein eigenständiger Bereich geworden und wurde als solcher in die Lehrbücher der Akupunktur in China eingeführt. Die Technik wird in der klinischen Praxis im gesamten Reich der Mitte angewandt. Im Vergleich hierzu ist die WAA in den westlichen Ländern noch sehr wenig bekannt. Dieses Werk soll dazu beitragen, den Bekanntheitsgrad zu erhöhen.

Das Buch besteht aus sieben Teilen:

Teil I: Allgemeine Einführung
Teil II: Theorie der WAA
Teil III: Behandlung mit der WAA
Teil IV: Beispielfälle zur Wrist-Ankle Akupunktur
Teil V: Erläuterung der Wirkungsweise der WAA
Teil VI: Energetik in der TCM
Teil VII: Zusatzpunkte zur WAA – Basisbehandlungskonzept und Indikationen

Im Teil III „Behandlung mit der WAA“ werden die Beschwerdebilder in zwei Kategorien eingeteilt:

1. Schmerzassoziierte Krankheitsbilder
2. Allgemeinerkrankungen

2 Lao, Dr. He Hon: Wrist-Ankle-Acupuncture – Methods & Applications. A new approach to the ancient therapeutic Oriental HealthCare Center, Brooklyn / New York, USA, 1997

Die schmerzabhängigen Funktionsstörungen werden den Körperregionen zugeordnet. Sie sind gemäß ihrer anatomischen Position nach Gliedmaßen, Kopf, Hals, Schulter, Abdomen und Rücken gegliedert. Die nicht primär schmerzbezogenen Erkrankungen (2.) werden gemäß den pathophysiologischen Änderungen der entsprechenden Organe kategorisiert.

Die Theorie und die Praxis der WAA-Behandlung werden genau erklärt und mit Erfahrungen aus der Praxis ergänzt. Im Rahmen der WAA-Schulungen hat sich dennoch gezeigt, dass auch bei dieser einfachen Methode eine praktische Unterweisung im Kurs von Vorteil sein kann und meist nötig ist.

Teil I: Allgemeine Einführung

Die WAA ist eine Form der Akupunktur, bei der die Akupunkturnadeln **streng subkutan** proximal des Handgelenkes (Wrist) und proximal des Knöchels (Ankle) appliziert werden.

Indikationen zur Durchführung der WAA sind Schmerzen, Allgemeinkrankheiten und auch innere Muster gemäß TCM.

Bei richtiger Indikationsstellung und fachgerechter Anwendung ermöglicht die WAA sogar alleine für sich schnell bemerkenswerte Resultate. Darüber hinaus lässt sich die WAA problemlos in andere Therapiekonzepte integrieren. Ergänzungen aus dem Bereich der TCM (Ohrakupunktur, Akupunktur nach dem Zang-Fu-System) bieten sich ebenso an wie alle anderen Methoden aus Naturheilkunde oder Schulmedizin.

Als Erweiterung zur WAA möchte ich in diesem Buch die Wrist-Ankle-Homöosiniatrie und das Basisbehandlungskonzept vorstellen.

Eigenschaften und Vorteile der WAA

Die WAA unterscheidet sich in wichtigen Punkten von der klassischen Körperakupunktur, wie folgende Abhandlung erklärt:

Meridiane und Punkte in der klassischen Akupunktur

Eine theoretische Basis der klassischen Akupunktur ist die Meridiantheorie. Durch die Meridiane zirkulieren Qi und Blut, und sie verbinden die inneren Organe miteinander sowie mit der Oberfläche des Körpers. Ein Akupunkturpunkt ist demgemäß ein Ort, an dem ein oberflächlicher Punkt des Meridians mit dem entsprechenden inneren Organ verbunden ist. Es gibt 361 reguläre Akupunkturpunkte entlang der 14 Meridiane. Werden bestimmte Akupunkturpunkte stimuliert, können Qi und Blut bewegt und Disharmonien im Körper beseitigt werden.

Im Gegensatz hierzu beruht die Auswahl der Punkte der WAA auf der Unterteilung des Körpers in **sechs** entsprechende **bilaterale Längszonen**. Jeder Zone ist ein entsprechender Punkt zugeordnet. Es gibt nur sechs Punkte über dem Handgelenk und sechs Punkte über dem Knöchel, symmetrisch verteilt entsprechend der sechs Körperzonen.

Die Ankunft des Qi in klassischer Akupunktur im Vergleich zur WAA

Nach der TCM-Lehre heißt es, dass der Hauptzweck der Akupunktur das „Hervorbringen des Qi" ist. Es heißt, die schnelle Ankunft des Qi deutet einen guten Effekt der Behandlung an; die langsame Ankunft bringt verzögerte Ergebnisse. Das bedeutet, dass das Erreichen des „De-Qi-Gefühls" das Hauptziel ist, um ein gutes Ansprechen der Akupunkturbehandlung zu erreichen. Das De-Qi-Gefühl tritt auf, wenn man einen Akupunkturpunkt „getroffen" hat. Der Patient spürt dann dumpfen Schmerz, ein charakteristisches Ziehen oder eine Ausstrahlung im Meridianverlauf. Dies bedeutet, dass das Qi an der Stelle angekommen ist. Das De Qi kann variieren: dumpfer Schmerz, Kribbeln, Wärmegefühl, Schweregefühl oder Elektrisieren.

In der WAA ist das Auslösen des De Qi nicht erforderlich.

Im Gegenteil: Jede Sensation wie Wundheit, Taubheitsgefühl, Spannungsgefühl, Schweregefühl oder Schmerz kann sogar das Erreichen befriedigender Ergebnisse verhindern!

Winkel und Tiefe der Nadelung

Bei der Durchführung der traditionellen Akupunktur sind der richtige Winkel und die Tiefe der Nadelung sehr wichtig. Im Allgemeinen gibt es drei Winkel: rechtwinklig, schräg und subkutan bzw. horizontal. Die Einstichtiefe hängt von der pathologischen Ausgangslage, der Position der jeweiligen Punkte und der Körperkonstitution ab. Die Theorie besagt, dass die Nadel bis zu derjenigen Tiefe eingebracht werden soll, in der das De Qi durch die Nadelmanipulation ausgelöst werden kann, aber die wichtigen Organe oder Strukturen nicht verletzt werden können. Im Allgemeinen wird die tiefe Punktion bei Krankheiten verwendet, die im Ying-System[3] gelegen sind, während eine oberflächlichere Nadelung für diejenigen Krankheiten verwendet wird, die im Wei-System[4] ihren Ursprung haben. Im Gegensatz hierzu nadeln wir in der WAA streng subkutan (siehe: 3.2.1)

In der WAA wird nur die subkutane Punktion verwendet.

3 Zirkulierendes System, das die Substanzen enthält, die für die Produktion des Bluts und für die Ernährung der Körpergewebe verantwortlich sind.

4 Ein oberflächlich zirkulierendes System, das die erste Verteidigungslinie des Körpers ist. Dieses System regelt auch die Hautsekretion und den Schweiß des Körpers.

Um das gewünschte Ergebnis zu erreichen, wird die Nadel in der WAA genau subkutan platziert. Gegenüber der traditionellen Akupunktur bedient sich die WAA dieser Punktionstechnik, um eine Vielzahl von Krankheiten zu behandeln die sowohl im Wei-System als auch im Ying-System gelegen sind.

Punktauswahl

In der traditionellen Akupunktur ist das exakte Auffinden der Akupunkturpunkte entscheidend, um die maximale therapeutische Wirkung zu erhalten.

In der WAA ist die genaue Position nicht auf einen festen Punkt beschränkt, sondern liegt auf einer gedachten Längslinie. Es ist möglich und oft nötig, den Punktionsort distal oder proximal entlang dieser gedachten Längslinie zu verschieben, um sichtbare Gefäße oder Narben zu umgehen.

Richtung der Nadel

In der traditionellen Akupunktur wird die Nadel meist in Richtung des Meridians eingefügt (Tonisierende Technik), oder zum Sedieren gegen den Meridianverlauf.

In der WAA zeigt die Spitze der Nadel grundsätzlich zum Ort der Beschwerden oder zum behandelnden Organ.

	Herkömmliche Akupunktur	Wrist-Ankle Akupunktur
Meridiane und Punkte	der Körper ist bedeckt mit 361 Punkten, 14 Meridianen und zusätzlichen Extrapunkten außerhalb dieser Meridiane	der Körper ist in sechs Zonen eingeteilt, mit jeweils sechs Punkten proximal des Handgelenks und des Knöchels
Ankunft des Qi	angestrebt, um Effekt zu verbessern	kontraindiziert
Winkel und Tiefe	verschiedene Tiefen und Winkel	nur subkutan
Punktauswahl	genaue Punktlokalistion erforderlich	Einstichpunkt kann entlang einer Längslinie ober- oder unterhalb des Punktes variiert werden
Nadelrichtung	Tonisierung in Richtung des Merdianverlaufs, Sedierung entgegengesetzt	Nadelspitze zeigt immer in Richtung des verletzten bzw. erkrankten Bereichs

Tabelle 1: Charakteristischer Vergleich zwischen traditioneller Akupunktur und WAA

Vorteile der Wrist-Ankle Akupunktur

1. Die Technik ist leicht zu erlernen, sie beinhaltet nur 12 Punkte.
2. Die Punkte sind in der Nähe von Handgelenk und Knöchel, der Patient muss die Kleidung nicht vollständig ausziehen.
3. Die Durchführung ist, abgesehen vom Hautstich, schmerzlos. Es gibt keine Sensationen wie Wundheit, Taubheit oder Schmerz; der Patient kann die Nadeln ohne Beeinträchtigung tragen und dabei sogar seine Hände oder Beine bewegen.
4. Die Methode ist sicher, da keine Organe, großen Gefäße oder Nerven verletzt werden können.
5. Die Behandlung bringt meist unmittelbare Ergebnisse.
6. Der Patient kann Übungen durchführen oder seinen Aktivitäten nachgehen, während die Nadel liegt.
7. Die WAA hat einen breiten Anwendungsbereich. Sie ist wirksam bei der Behandlung von Schmerzen aber auch bei inneren, psychologischen, neurologischen und dermatologischen Krankheiten.

Teil II: Theorie der WAA

1. Einteilung des Körpers gemäß WAA

1.1 Unterteilung des Körpers unter Zuhilfenahme von Trennlinien

Es gibt fünf Trennlinien am Körper:

1. Anteriore Medianlinie (AM)
2. Posteriore Medianlinie (PM)
3. **Transverse Linie (TL): Diese Linie teilt Oberkörper und Unterkörper im Zwerchfellverlauf. Daraus resultiert die Einteilung in Upper und Lower Punkte.**
4. Brachiotruncale Linie (BL): Trennt die Arme vom Rumpf.
5. Femorotruncale Linie (FL): Trennt die Beine vom Rumpf.

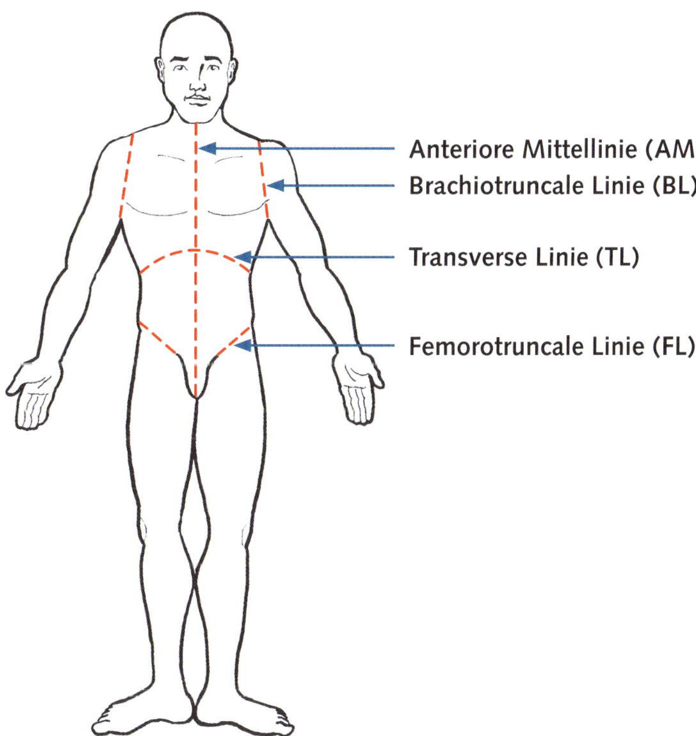

Die Trennlinien des Körpers

1.2 Die Einteilung des Körpers in Zonen

Kopf, Hals und Stamm können durch die vordere und hintere Medianlinie in zwei gleiche Hälften geteilt werden.

Jede Hälfte des Körpers wird in sechs Längszonen ausgehend von der Vorderseite bis zur Hinterseite in 1 bis 6 unterteilt und nummeriert.

Die ersten drei Zonen (Zone 1, Zone 2, Zone 3) liegen ventral; Zone 4 liegt lateral, Zone 5 und Zone 6 liegen dorsal.

1.2.1 Die Zonen im Einzelnen

Zone 1: Das Längsgebiet entlang der vorderen Medianlinie des Körpers

Am Kopf: Gebiet zwischen der vorderen Medianlinie und den äußeren Augenwinkeln. Darin befinden sich Stirn, Auge, Nase, Lippen, Vorderzähne, Zunge und Hals.

Hals- und Brustgebiet: Gebiet zwischen der vorderen Medianlinie und der Grenze des Brustbeins einschließlich Luftröhre, Speiseröhre, Herz und der Sternokostalgelenke. Am Hals verjüngt sich die Zone 1 proportional.

Abdomen: Gebiet zwischen der vorderen Medianlinie und der Grenze des Musculus rectus abdominus einschließlich Nabel, Gebärmutter, Harnblase und äußeren Geschlechtsorganen.

Am Bein: Hintere Innenseite von Ober- und Unterschenkel sowie die Ferse.

Zone 2: Das Längsgebiet seitlich der Zone 1

Kopf und Hals: Umfasst das anterior-temporale Gebiet, die Wangen, die hinteren Zähne, das submaxillare Gebiet, die Schilddrüse und die Fossa supraclavicularis.

Brust und Abdomen: Umfasst das Gebiet entlang der Medioclavicularlinie, einschließlich der Brüste, Lungen, Rippen, das seitliche Unterleibsgebiet sowie Leber und Gallenblase rechts und die Milz auf der linken Seite.

Am Bein: Innenseite von Ober- und Unterschenkel.

Zone 3: Das Längsgebiet seitlich der Zone 2

Kopf und Hals: Umfasst ein schmales Gebiet entlang der vorderen Grenze des Ohrs. Im Bereich von Schulter bis Hals ist die Zone 3 im Ursprungswerk nicht eingezeichnet.

Am Arm läuft Zone 3 radialseitig zum Daumen, den sie volar einschließt.

Am seitlichen Thorax läuft die Zone 3 von der Axilla bis zur Spina iliaca anterior superior und von dort aus weiter Richtung Patella. An der Patella ist sie ungefähr Patientenzeigefingerbreit. Der weitere Verlauf geht über den Unterschenkel Richtung Großzehenballen.

Zone 4: Das laterale Gebiet zwischen der vorderen und hinteren Körperhälfte

Auf Kopf und Hals: Umfasst das Gebiet vom Scheitelpunkt Baihui (Du 20) über das Ohr bis zur Trapezius-Grenze der Schulter.

Auf Thorax und Abdomen: Es bedeckt das Gebiet von der Mitte der Achselhöhle bis zur Spina iliaca anterior superior.

Am Bein: Von dort läuft die Zone 4 weiter zur Kniescheibe und in deren Breite weiter zum Fuß. Auf dem Fußrücken breitet sie sich zu den Zehen über den ganzen Fuß aus.

Achtung: Beachten Sie, dass in der seitlichen Darstellung das rechte Bein um 90° zum Körper außenrotiert ist. Das Band der Zone 4 läuft somit schräg von der Spina zur Patella.

Zone 5: Das Gebiet postero-lateral des Körpers

Umfasst das postero-laterale Gebiet des Kopfes, des Halses, das Gebiet entlang der mittleren Schulterblattlinie hinab zur Lendengegend.

Zone 6: Das Gebiet im Bereich der hinteren Medianlinie

Es bedeckt das Gebiet des Hinterkopfes und das Gebiet entlang der Wirbelsäule vom Hals bis zum After.

Unterteilung der Zonen:	
Zone 1	Bereich entlang der vorderen Medianlinie
Zone 2	Vorderer Bereich seitlich von Zone 1
Zone 3	Schmaler Bereich zwischen Zone 2 und Zone 4
Zone 4	Bereich zwischen hinterer und vorderer Körperhälfte
Zone 5	Hinterer Bereich zwischen Zone 4 und Zone 6
Zone 6	Bereich entlang der hinteren Medianlinie

Übersicht über die Unterteilung der Zonen

Die Zonen in grafischer Darstellung

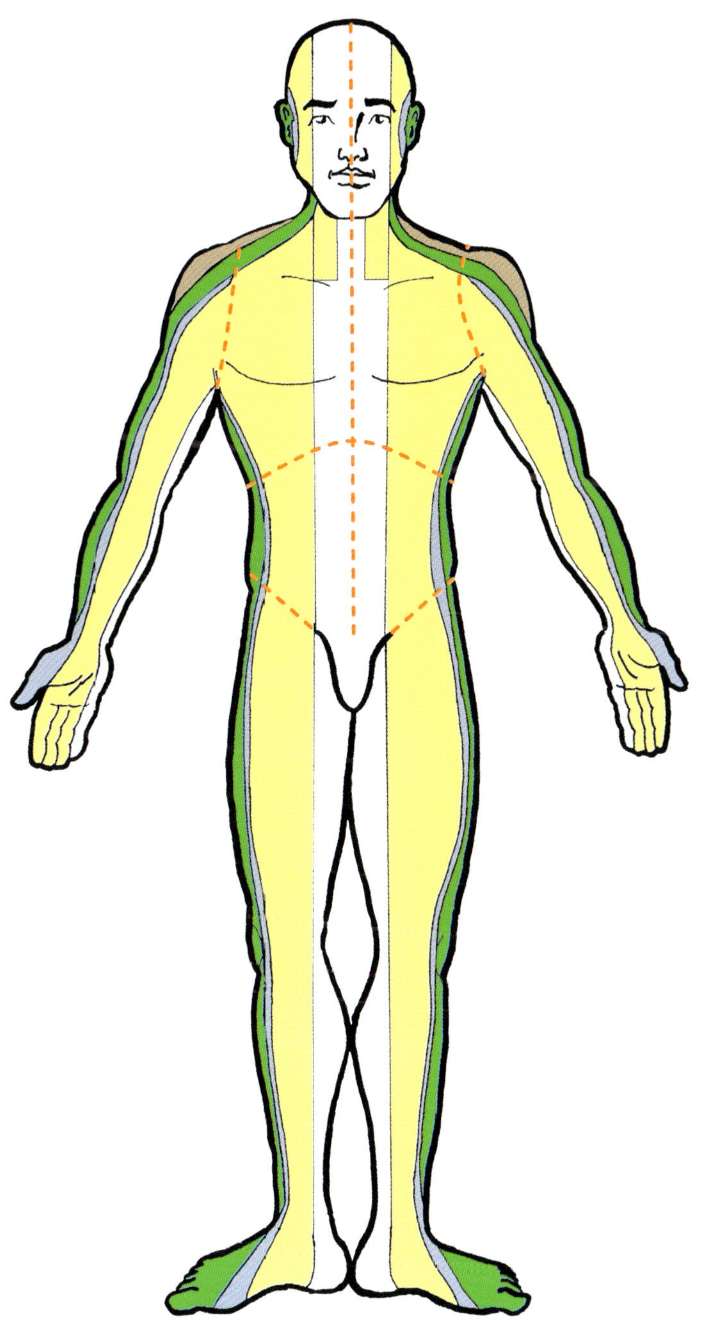

Einteilung der Körperzonen, vordere Ansicht

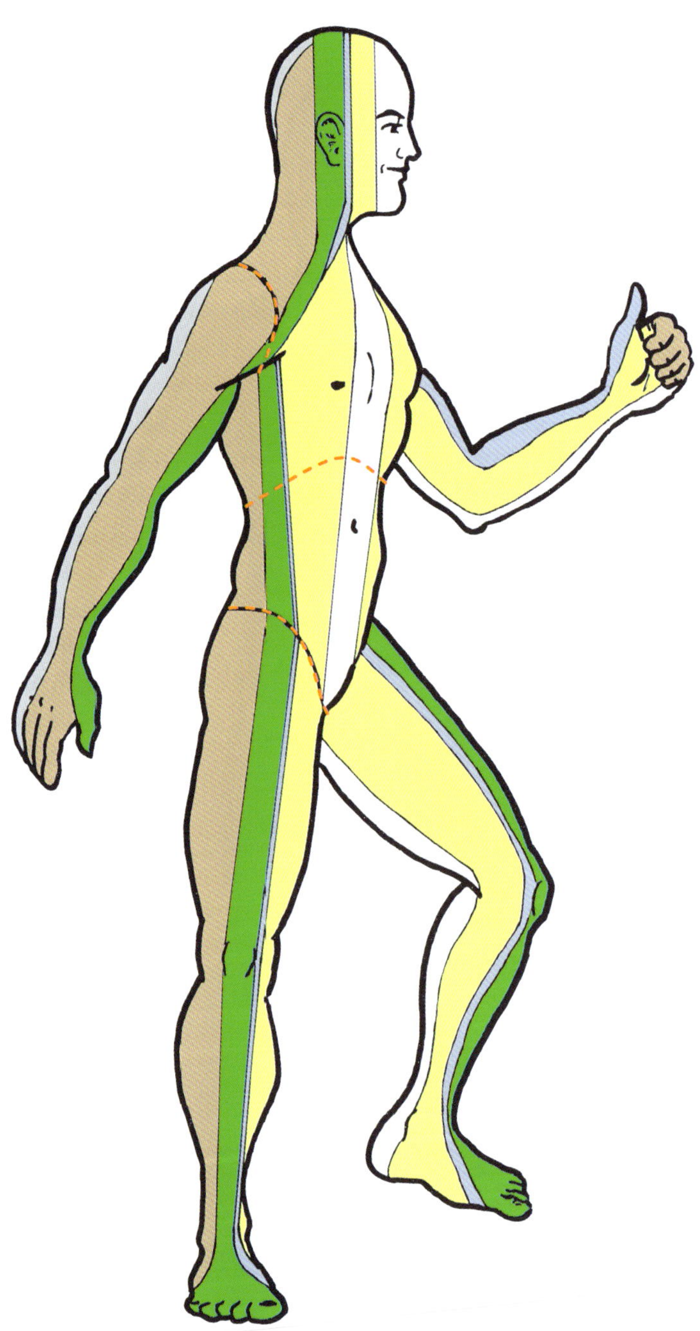

Einteilung der Körperzonen, seitliche Ansicht

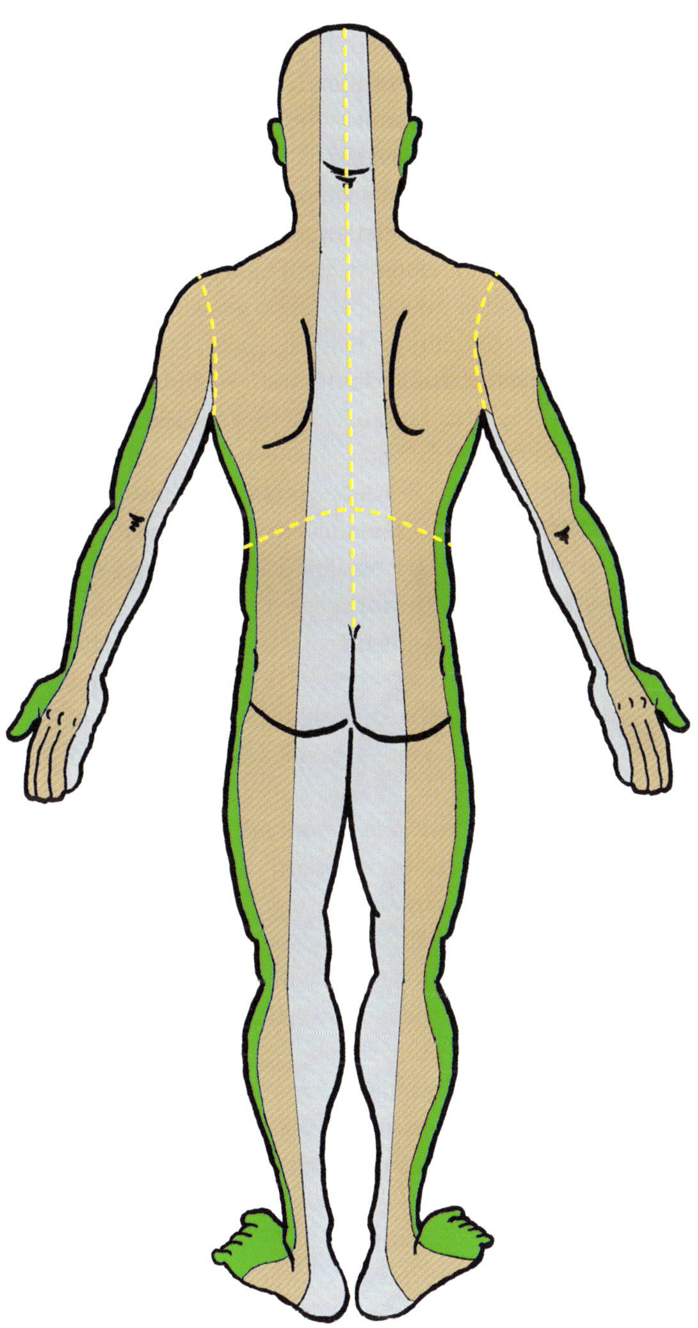

Einteilung der Körperzonen, hintere Ansicht

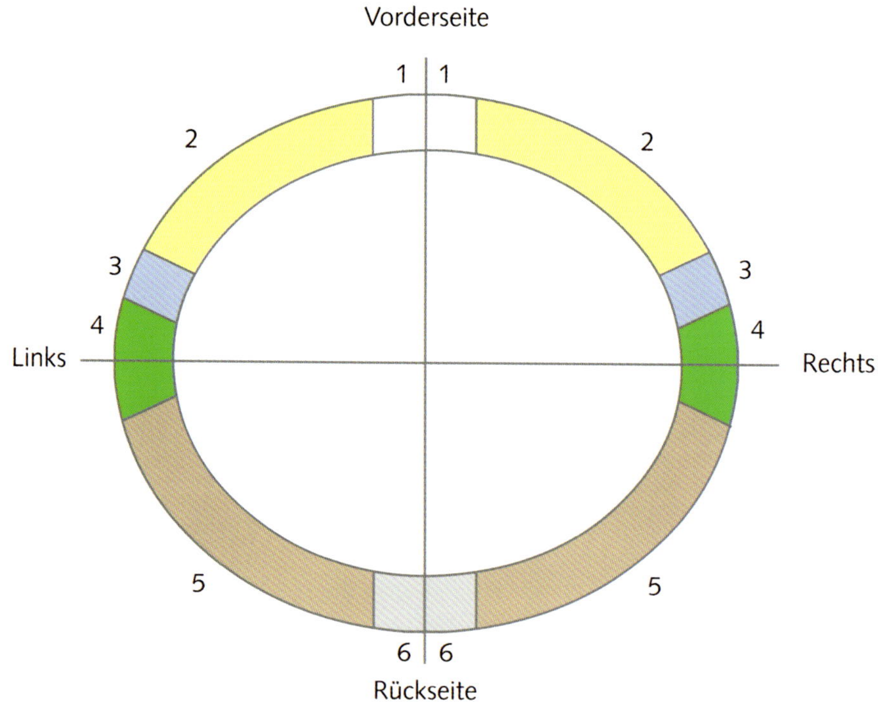

Die Zonen im Querschnitt durch den Körper

1.2.2 Eingehende Betrachtung der Zonen der Extremitäten

Arme und Beine können gemäß der Zoneneinteilung der WAA nochmals gesondert betrachtet werden.

Entsprechend dem Körper wird auch jede Extremität in sechs Zonen unterteilt.

Grundsätzlich wird der mediale Bereich der Extremitäten dem Yin zugeordnet, der laterale dem Yang. Ausgehend vom anterior-medialen Bereich bis zum postero-lateralen Bereich wird jede Extremität in sechs Längszonen (1–6 in Folge) unterteilt.

1.2.3 Der Ellbogen

Zone 1: Medialer Aspekt des Ellbogens einschließlich des medialen Epicondylus humeri

Zone 2: Bereich der Ellenbeuge

Zone 3: Schmales Längsgebiet lateral des Ellbogens einschließlich des lateralen Epicondylus humeri

Zone 4: Zone lateral zur Zone 3, einschließlich des lateralen Epicondylus

Zone 5: Postero-lateraler Aspekt des Ellbogens einschließlich des Processus olecrani

Zone 6: Postero-medialer Aspekt des Ellbogens einschließlich der ulnaren Nervenrinne

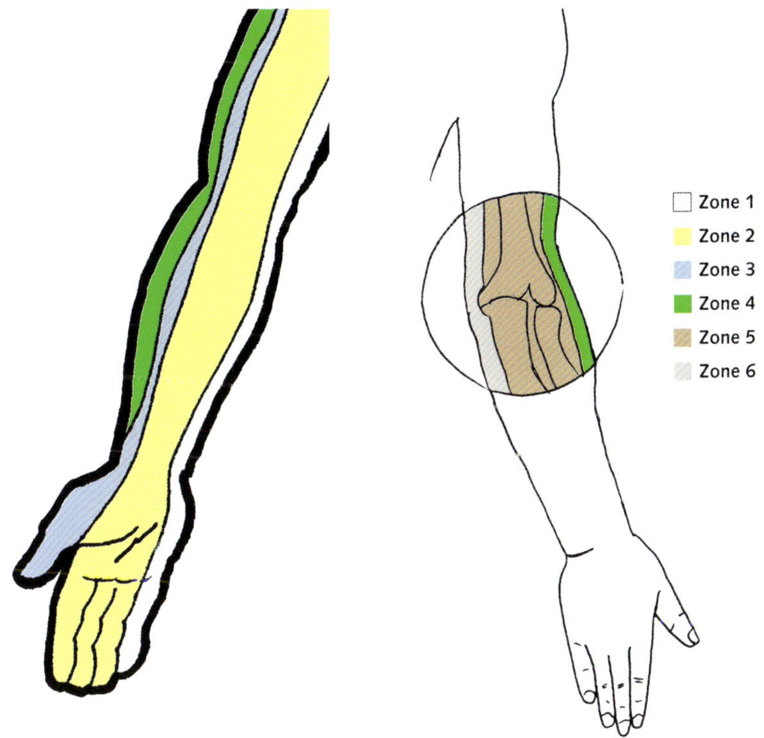

Zonen des Ellbogens, volare und dorsale Ansicht

1.2.4 Die Hand

- Zone 1: Ulnarer Teil der Handfläche und palmare Fläche des kleinen Fingers
- Zone 2: Mittlerer Teil der Handfläche und palmare Flächen des Zeige-, Mittel- und Ringfingers
- Zone 3: Radialer Teil der Handfläche und palmare Fläche des Daumens
- Zone 4: Radialer Teil des Handrückens und dorsale Oberfläche des Daumens
- Zone 5: Medialer Anteil des Handrückens und der dorsalen Oberfläche des Zeige-, Mittel-, und Ringfingers
- Zone 6: Ulnarer Teil des Rückens und dorsale Oberfläche des kleinen Fingers

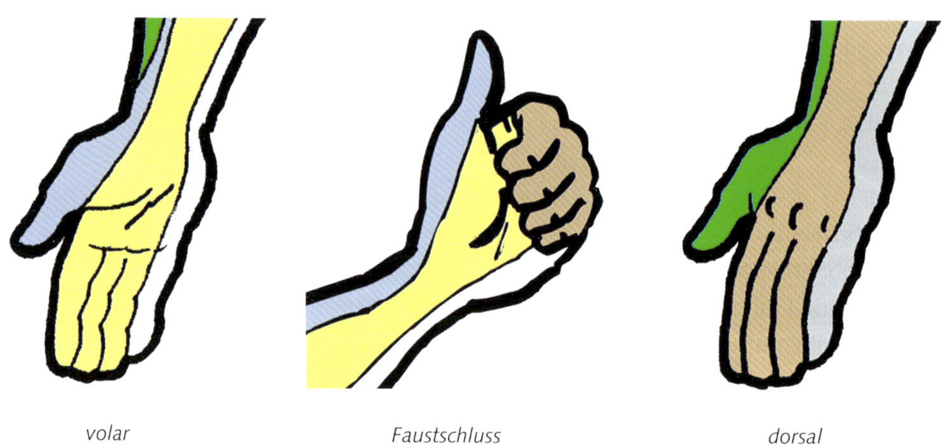

volar *Faustschluss* *dorsal*

1.2.5 Das Knie

- Zone 1: Medialer Teil der Fossa poplitea
- Zone 2: Medialer Aspekt des Knies
- Zone 3: Gebiet um die mediale Begrenzung der Kniescheibe
- Zone 4: Kniescheiben-Gebiet
- Zone 5: Lateraler Aspekt des Kniegelenks
- Zone 6: Lateraler Teil der Fossa poplitea

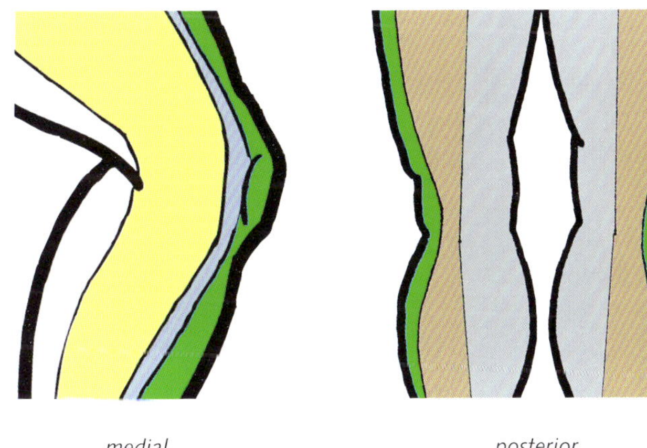

medial *posterior*

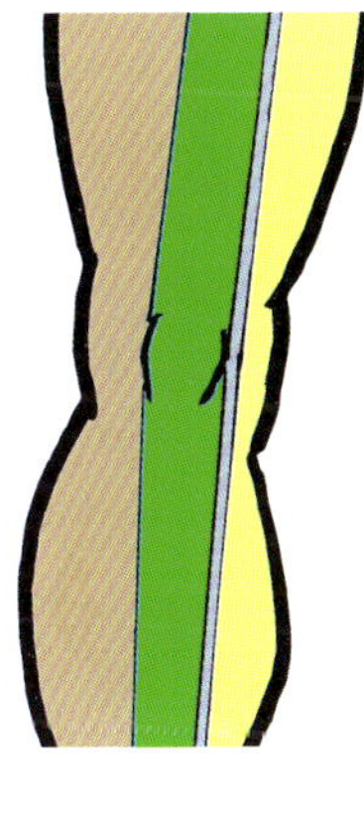

anterior

1.2.6 Der Knöchel

- Zone 1: Gebiet zwischen dem Innenknöchel und der mittleren Grenze der Achillessehne
- Zone 2: Gebiet um den Innenknöchel
- Zone 3: Gebiet zwischen dem Innenknöchel und der vorderen Tibia
- Zone 4: Gebiet zwischen der vorderen Tibia und dem Außenknöchel
- Zone 5: Gebiet um den Außenknöchel
- Zone 6: Gebiet zwischen Außenknöchel und der Achillessehne

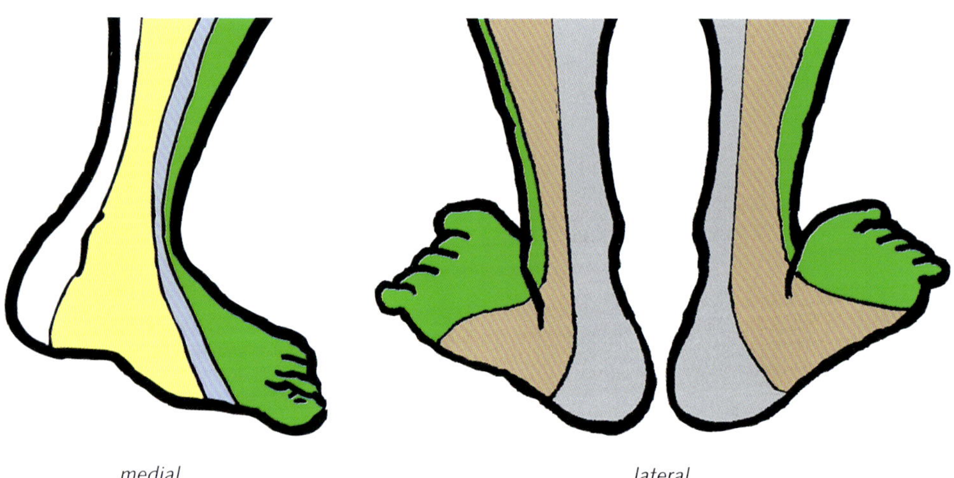

medial *lateral*

1.2.7 Der Fuß

- ☐ Zone 1: Ferse und das hintere Drittel der Plantarfläche
- Zone 2: Mittlerer Teil der Plantarfläche
- Zone 3: Gebiet an der Mitte des Fußes auf der medialen Grenze zwischen Fußrücken und der Plantarfläche
- Zone 4: Fußrücken und die dorsalen Oberflächen der Zehen
- Zone 5: Seitliches Drittel der medialen Plantarfläche
- Zone 6: Vorderes Drittel der Plantarfläche

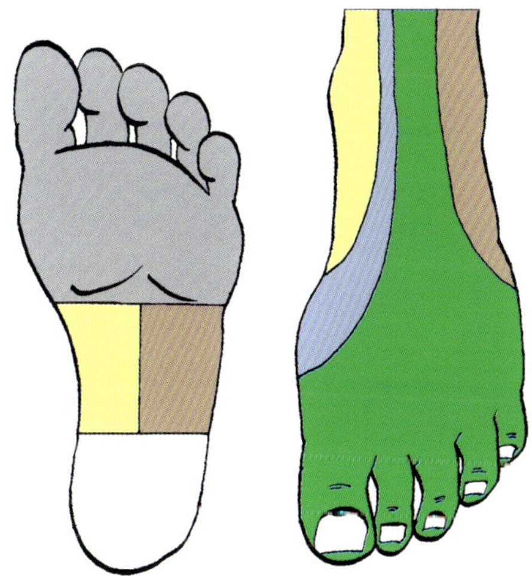

2. Lokalisation und Auswahl der Punkte

Es gibt jeweils sechs WAA-Punkte am Handgelenk und am Knöchel. Die Punkte sind entsprechend der sechs Zonen des Körpers bezeichnet, d.h. der Punkt Upper 1 (WAA LR1) ist der Zone 1 der oberen Körperhälfte zugeordnet, Upper 2 der Zone 2 usw....

Wichtiger Hinweis: Durch individuelle anatomische Gegebenheiten wird der reale Insertionspunkt am Patienten meistens anders liegen als auf der schematisch zu verstehenden Darstellung. Grundsätzlich gilt:

In der WAA ist die genaue Position nicht auf einen festen Punkt beschränkt, sondern liegt auf einer gedachten Längslinie. Es ist somit möglich und meist nötig, den Punktionsort distal oder proximal entlang dieser gedachten Längslinie zu verschieben, um sichtbare Gefäße oder Narben zu umgehen.

Berücksichtigen Sie bitte auch eine eventuelle Konvexität oder Konkavität der jeweiligen Extremität. Bedenken Sie dabei, dass die Länge des Nadelgriffes auch mit einberechnet werden muß, gerade wenn die „embedded technique" verwendet wird.

2.1 Originale Lokalisation der Punkte

2.1.1 Die Punkte am Handgelenk: Upper 1–6 (Abb.)

Die Punkte am Handgelenk liegen nach Originalbeschreibung 1,5 cun (zwei Finger breit) proximal der Querfalte des Handgelenkes. Es gibt sechs Punkte am Handgelenk, genannt Upper 1, bis Upper 6.

Die ersten drei Punkte sind auf der palmaren Seite des Handgelenkes gelegen; Upper 4 ist auf der Grenze des Radius am Übergang vom palmaren zum dorsalen Anteil gelegen und Upper 5 und Upper 6 liegen auf dem dorsalen Anteil des distalen Unterarms.

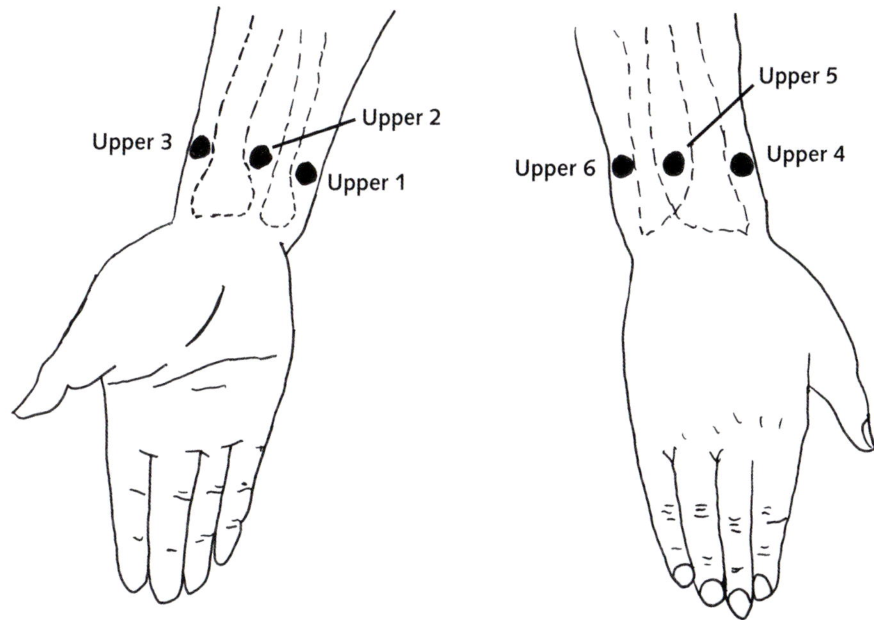

Achtung: Die Darstellung ist ein grobes grafische Schema (siehe Hinweis oben)

Upper 1: Der Punkt liegt auf der ulnaren Grenze des distalen Unterarms, zwischen Ulna und der Sehne des Musculus flexor carpi ulnaris.

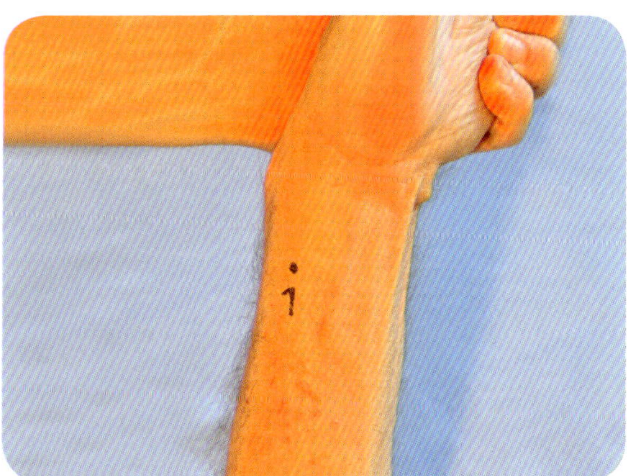

Methode zur Lokalisation: Der Therapeut lässt einen Finger vom Processus styloideus ulnae nach proximal gleiten. Der Punkt ist in der Vertiefung zwischen der Ulna und der Sehne des Musculus flexor carpi ulnaris ungefähr 1,5 cun proximal zur Querfalte des Handgelenkes. **Achten Sie darauf, dass Elle und Speiche parallel zueinander stehen.**

Beim liegenden Patienten steht die Handfläche beim aufgestellten Unterarm ca. 45° zum Körper (siehe Foto)

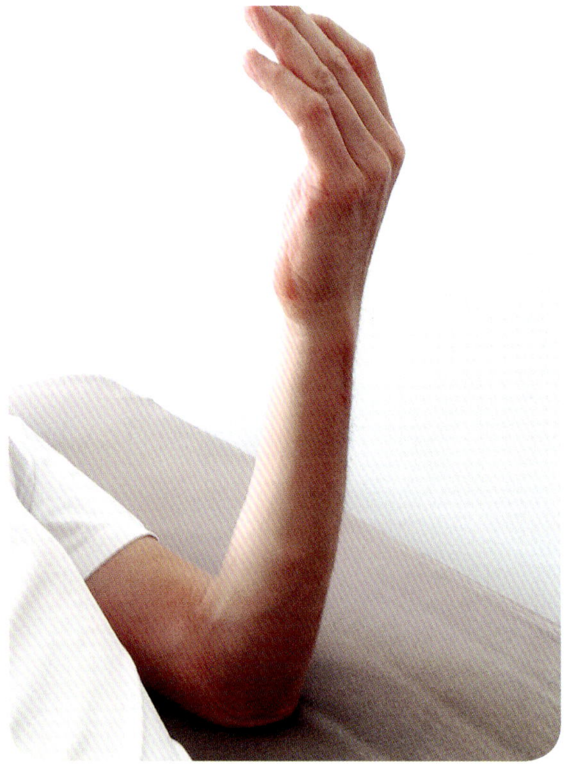

Der Punkt Upper 1 ist der am häufigsten verwendete Akupunkturpunkt der WAA.

Upper 2: Dieser Punkt liegt im palmaren Zentrum des Unterarms, zwischen den Sehnen des Musculus palmaris longus und Musculus flexor carpi radialis. Wird der Punkt nach proximal verschoben, liegt er in der Mitte des Unterarms und nicht mehr zwischen den Sehen, da diese ja nach medial verlaufen.

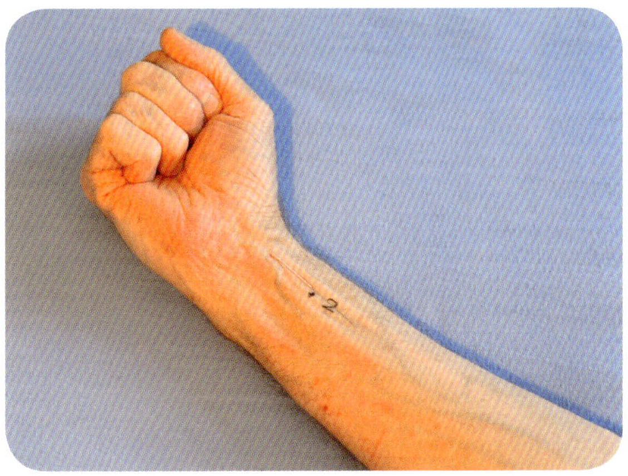

Methode zur Lokalisation: Bei supinierter Handfläche des Patienten bitten Sie diesen, eine Faust zu machen (oder Kleinfinger und Daumen zusammenzubringen), um die zwei Sehnen hervortreten zu lassen. Häufig findet man eine kleine, oberflächlich zwischen diesen zwei Sehnen liegende Vene. Wählen Sie dann einen Punkt proximal oder distal davon.

Upper 3: Dieser Punkt liegt auf dem palmaren Unterarm, einen Zentimeter von der radialen Grenze des Handgelenkes, zwischen Radius und der Arteria radialis. An dieser Stelle ist meist eine Vertiefung (Mulde) tastbar.

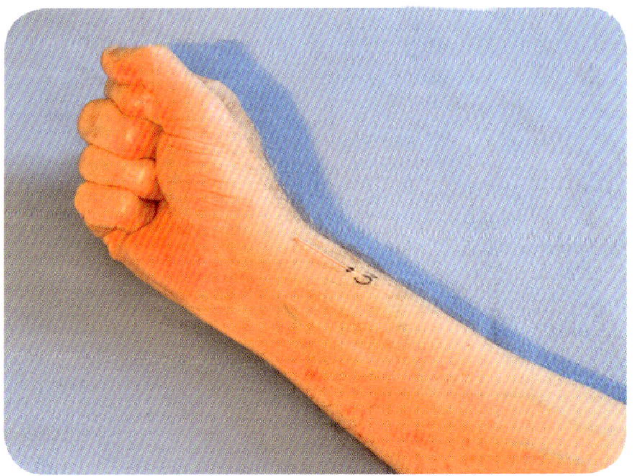

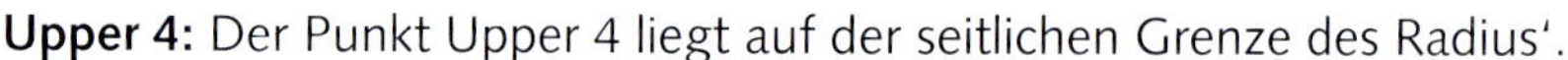

Upper 4: Der Punkt Upper 4 liegt auf der seitlichen Grenze des Radius'.

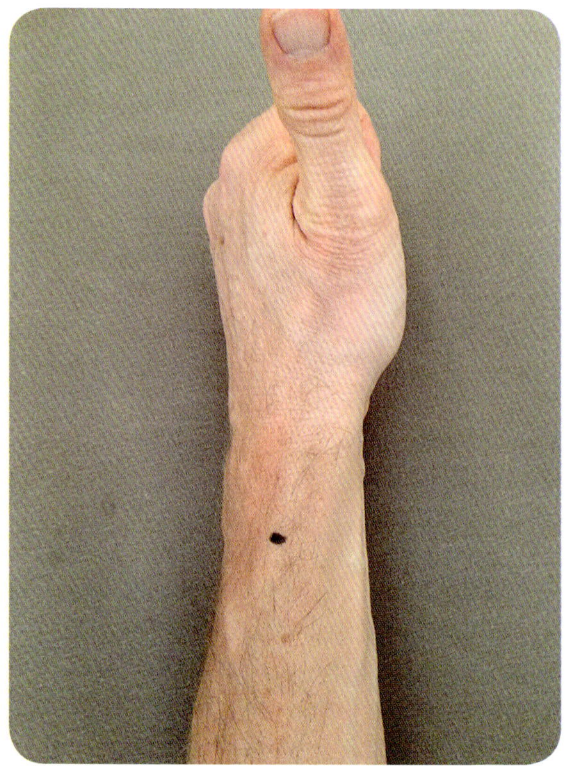

Methode zur Lokalisation: Die Hand des Patienten liegt vertikal mit dem Daumen nach oben. Jetzt hält der Therapeut die Seiten des Radius' mit zwei Fingern, dabei ist der Punkt genau mittig dazwischen. **Bitte achten Sie zur Lokalisation darauf, dass der Arm des Patienten aus der Schulter heraus rotiert wird und nicht nur aus dem Ellbogen, da sonst Radius und Ulna überkreuzt sind!**

Upper 5: Auf der dorsalen Seite des distalen Unterarms, mittig zwischen Radius und Ulna.

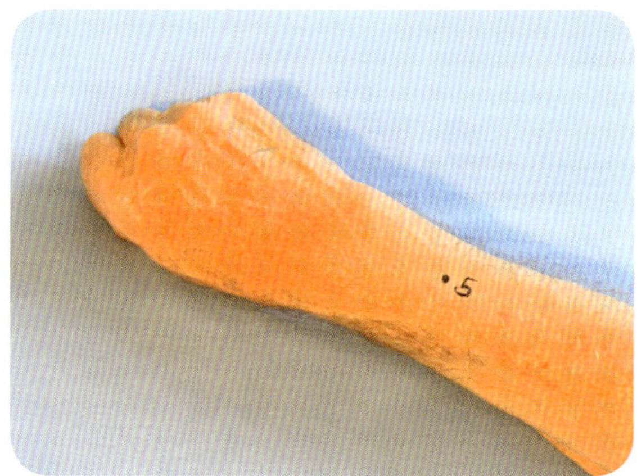

Methode zur Lokalisation: Die Handfläche des Patienten zeigt nach unten. Der Punkt befindet sich zwischen den Knochen, genau in der Mitte des Unterarms. Anmerkung zum Foto: Da das Foto nicht genau in der Aufsicht gemacht wurde, scheint der Punkt etwas weiter ulnar zu liegen. Dieses „Problem der Betrachtung" kommt in den Ausbildungskursen immer vor und wird von mir deshalb auch in jedem Kurs thematisiert.

Upper 6: Auf der dorsalen Seite des Handgelenks, einen Zentimeter medial der ulnaren Begrenzung.

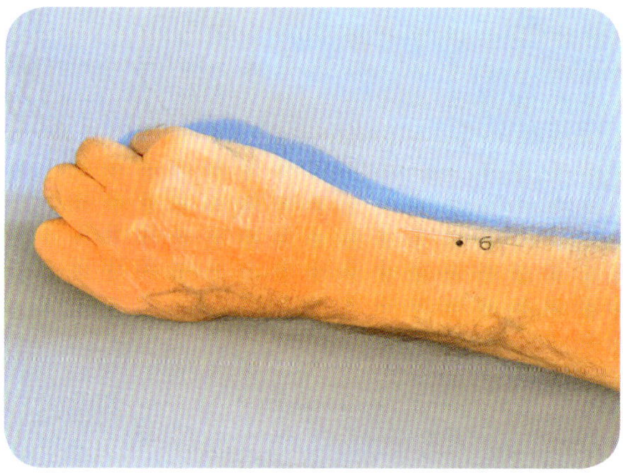

Methode zur Lokalisation: Die Handfläche des Patienten zeigt nach unten. Der Punkt liegt proximal des Ellenköpfchens.

2.1.2 Die Punkte am Knöchel: Lower 1–6 (Abb.)

Die Punkte am Knöchel sind etwa 2 cun proximal der Spitze des medialen und lateralen Malleolus' gelegen. Diese sechs Punkte heißen Lower 1–6.

Die Punkte 1, 2 und 3 sind medial gelegen (von dorsal nach ventral); Lower 4 liegt ventral in der Mitte des Unterschenkels, Lower 5 und Lower 6 liegen lateral.

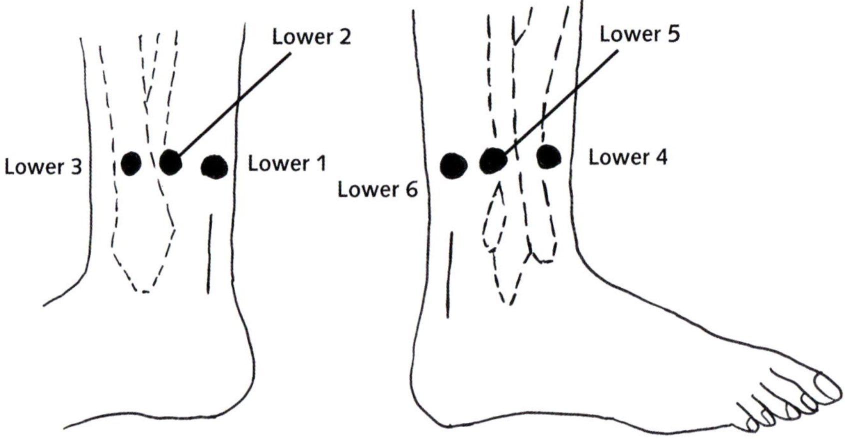

Lower 1: Der Punkt liegt in der Nähe der medialen Grenze der Achillessehne. Es ist meist eine Vertiefung zu tasten. Auf dem Foto zeigt der Daumen den Punkt.

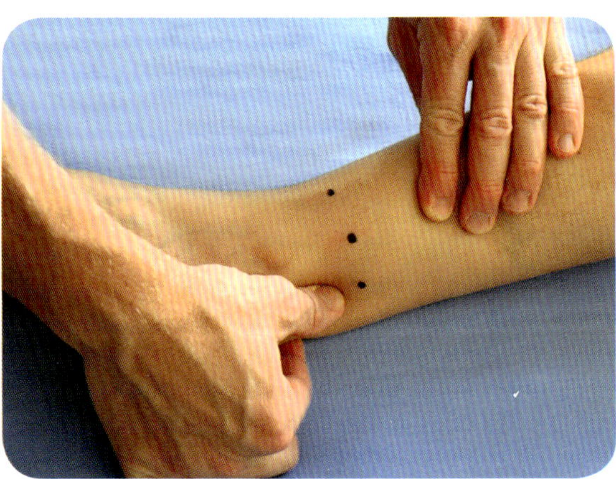

Methode zur Lokalisation: Lassen Sie einen Finger entlang der Mitte der Achillessehne gleiten; der Punkt liegt in einer tastbaren Vertiefung zwischen Sehne und den Flexoren.

Lower 2: Am medialen Zentrum des Unterschenkels knapp hinter der Tibiakante gelegen. Hier ist schon rein optisch die Mitte des Unterschenkels.

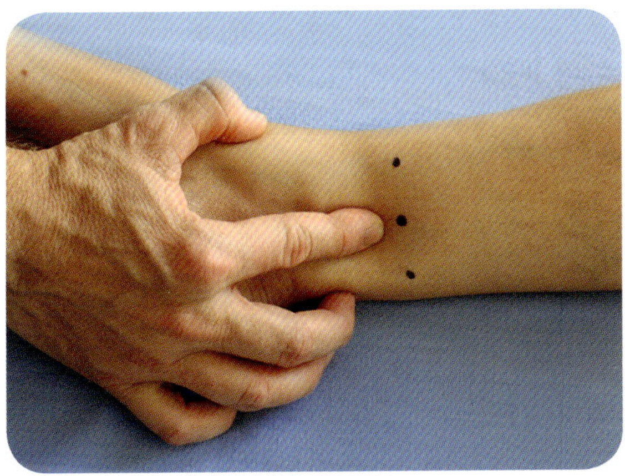

Lower 3: Etwa 1 cm medial der vorderen Tibiakante.

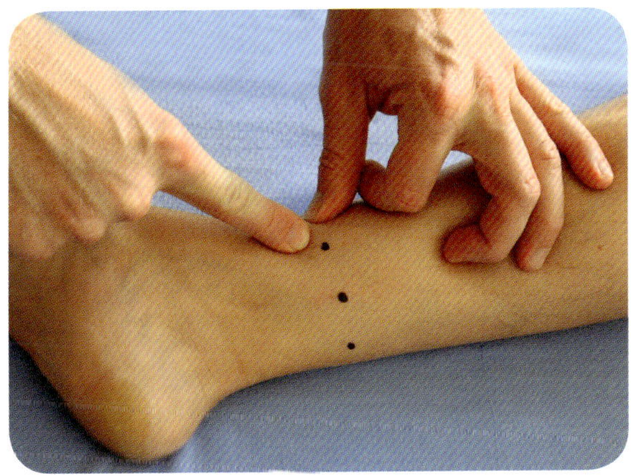

Methode zur Lokalisation: Lassen Sie einen Zeigefinger beginnend am Medialen Rand der Patella entlang der Tibia nach distal gleiten. Berücksichtigen Sie bei der Auswahl der Insertionsstelle die Konkavität an dieser Stelle – eventuell muss der Punkt etwas nach proximal verschoben werden, damit die Nadel gut zu liegen kommt.

Achtung: Wegen der Nähe zum Knochen streng aseptisches Vorgehen!

Lower 4: In der Mitte zwischen vorderer Tibiakante und dem M. tibialis anterior.

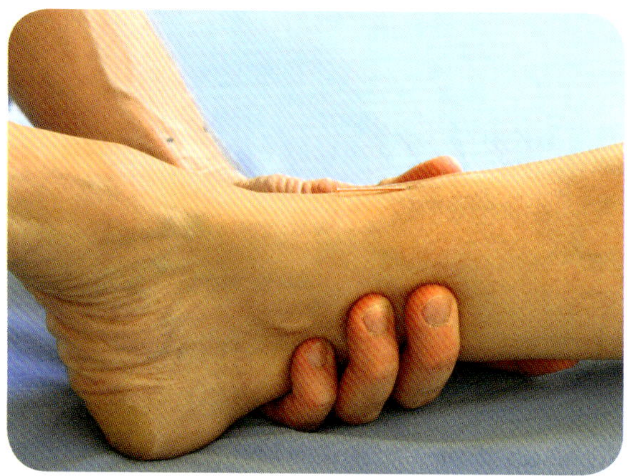

Methode zur Lokalisation: Tasten Sie die vordere Tibiakante und kippen sie mit dem Finger etwas nach lateral.

Lower 5: Der Punkt liegt in der Mitte des lateralen Unterschenkels, in der Vertiefung zwischen Wadenbein und der Sehne des Musculus peroneus longus.

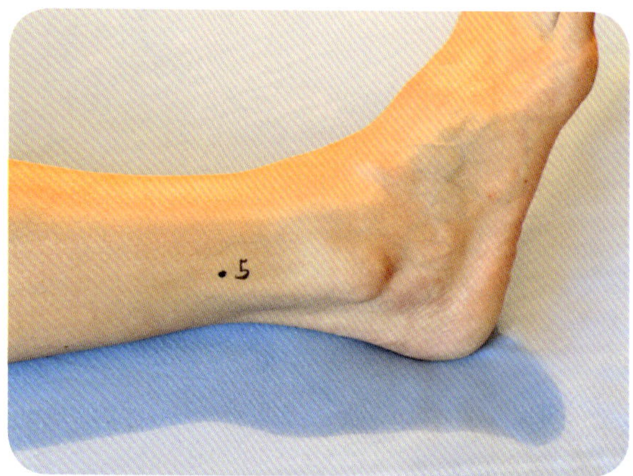

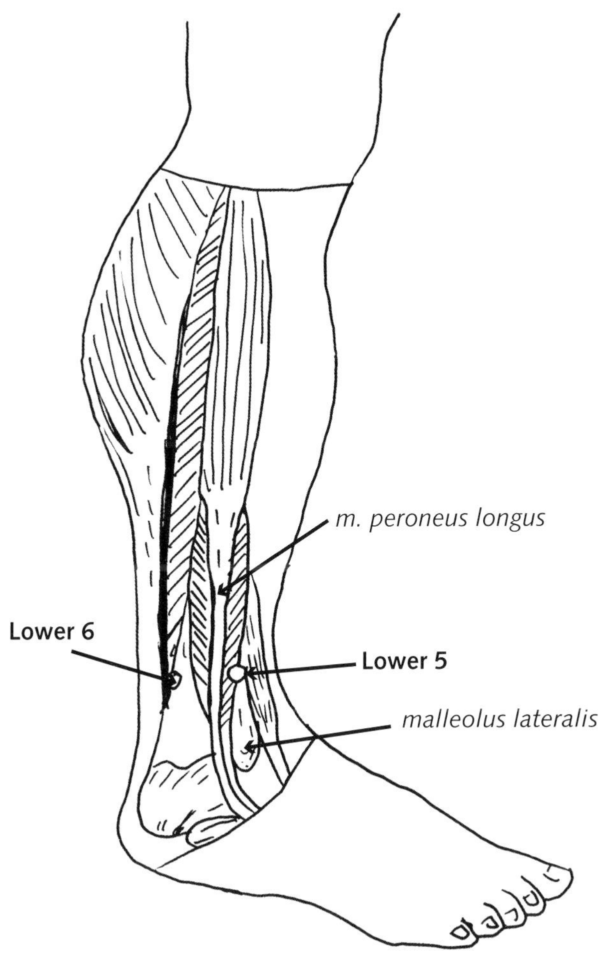

Methode zur Lokalisation: Lassen Sie den Patienten den Fuß pronieren, also nach außen anspannen. Nun sollte die Sehne gut tastbar sein. Beim Entspannen fällt der tastende Finger auf die Hinterkante der Fibula. Der Punkt liegt genau zwischen der Sehnen und dem Knochen. Markieren Sie die Stelle mit ihrem Fingernagel. Im weiteren proximalen Verlauf ist die Lage wieder die Mitte des Unterschenkels (vgl. Lower 2).

Am einfachsten tasten Sie den Punkt, wenn der Patient in Seitenlage liegt. Dies ist, nebenbei bemerkt, auch die rückenschonenste Arbeitshaltung für den Therapeuten.

Lower 6: Liegt am lateralen Unterschenkel, ventral der Achillessehne.

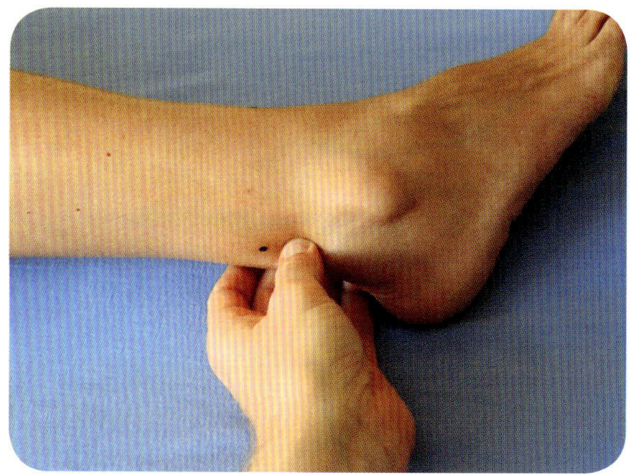

Methode zur Lokalisation: Lassen Sie einen Finger ventral der Achillessehne gleiten; der Punkt liegt in einer tastbaren Vertiefung.

2.2 Auswahl der Punkte zur Behandlung

Grundsätzliches zur Punkteauswahl:

Der oberste Grundsatz ist: Weniger, dafür bessere Punkte.

Folgende Kriterien müssen in der Auswahl beachtet werden:

- Wählen Sie den oder die Punkte mit derselben Nummer der Körperzone(n) aus, in der die Funktionsstörung(en) liegt oder liegen.
- Wählen Sie die Punkte ipsilateral der Beschwerden.
- Betrachten Sie die Transverse Linie als Trennungslinie für Ober- und Unterkörper. Die Punkte am Handgelenk wählen Sie für Funktionsstörungen am Oberkörper bis zum Zwerchfell, die Punkte am Knöchel für Funktionsstörungen unterhalb des Zwerchfells aus.
- Wenn die Symptome oder Funktionsstörungen genau **auf** der vorderen Medianlinie liegen, wird die Zone 1 **beidseits** ausgewählt. Wenn sie auf der hinteren Medianlinie liegen, wird die Zone 6 **beidseits** ausgewählt.
- Wenn die Funktionsstörungen **auf** der Medianlinie liegen, aber ein weiterer Teil der Beschwerden mehr auf einer Körperseite, wählen Sie den Punkt oder die Punkte für die Zone 1 bis 6 auf der betroffenen Körperseite aus.

- Wenn mehrere Symptome gleichzeitig vorhanden sind, wählen Sie denjenigen Punkt aus, der am wichtigsten ist. Wenn ein schmerzassoziiertes Symptom als Hauptbeschwerde betrachtet wird und entsprechende Triggerpunkte gefunden werden können, wählen Sie den Punkt für diejenige Zone aus, in der die Triggerpunkte liegen.
- **Behandlung von motorischen oder sensorischen Beeinträchtigungen der Extremitäten: Verwenden Sie Upper 5 für die Funktionsstörungen der oberen Extremitäten und Lower 4 für die Funktionsstörungen der unteren Gliedmaßen (z. B. nach Apoplex)**
- Wenn keine Körperzone eindeutig bestimmt werden kann: Wählen Sie Upper 1 auf der Seite aus, auf der die meisten Symptome vorkommen. (Anm.: Ich nadele Upper 1 in der Regel beidseits um einen ausgleichenden Effekt auf das Vegetativum zu erreichen, siehe auch den nächsten Punkt)
- Für Symptome und Erkrankungen, die den ganzen Körper betreffen, oder die nicht einer bestimmten Zone zugeordnet werden können, wie z. B. Nachtschweiß, Schlaflosigkeit oder generalisierter Pruritus, wählen Sie Upper 1 **beidseits** aus.
- Berücksichtigen Sie auch mögliche Ursachen einer Krankheit, so kann z. B. Taubheit der Hand natürlich auch durch einen Bandscheibenvorfall ausgelöst werden – somit ist die entsprechende Zone mitzunadeln.
- Verbinden Sie die WAA mit Ihren weiteren Kenntnissen und auch mit den Diagnosen anderer Fachgebiete. Zum Beispiel kann Upper 4 bei Parkinsonismus genadelt werden (weil z. B. das Gebiet für Chorea / Tremor der Zone 4 des Kopfes zugeordnet wird).

2.3 Punktauswahl nach Indikationen

Die folgende Aufzählung zeigt beispielhafte Indikationen für die einzelnen Punkte.

Upper 1: Stirnkopfschmerz, Bindehautentzündung, Visusverschlechterung, Rhinitis, Trigeminusneuralgie, Gesichtslähmung, frontaler Zahnschmerz, Halsschmerzen, Sternumschmerz, Husten, Angina pectoris, Schluckauf.

Funktionsstörungen, die den kompletten Körper betreffen oder die nicht genau einer Region zugeordnet werden können:
z. B. Hypertonie, Parästhesien, systemischer Pruritus, Kältegefühl, Fieber, Nachtschweiß, Schlaflosigkeit, Angst, Depression und andere psychosomatische Funktionsstörungen

Upper 2: Anterio-lateraler Kopfschmerz, Zahnschmerz im Backenzahnbereich, Mammadistension, Asthma.

Upper 3: Schmerz des vorderen Ohrengebiets, vorderer seitlicher Schulterschmerz, Schmerz der vorderen seitlichen Brustwand, Schmerz des Daumens (volar)

Upper 4: Scheitelkopfschmerz, Ohrenschmerz, Tinnitus, akustische Halluzinationen, Gehörverlust, Kiefergelenksyndrom, vorderer Schulterschmerz, Schmerzen entlang der mittleren Axillarlinie, Schmerz im Ellbogen und Daumen

Upper 5: Seitlicher Okzipitalkopfschmerz, Schwindel und Gleichgewichtsstörung, Nackenschmerzen, Schmerz im Schulterblatt, **motorische und sensorische Störungen der oberen Extremität**, Tremor, Arthralgie des Handgelenkes und der Finger

Upper 6: Okzipitalkopfschmerz, Schmerz im Gebiet von Hals- und Brustwirbeln, Schmerzen paravertebral, Schmerz im hinteren Schulterbereich

Lower 1: Bauchschmerzen, Schmerz im Nabelgebiet, Inkontinenz, Enuresis, Regelanomalien, Prostatabeschwerden, Wadenkrämpfe, Schmerz in der Ferse

Lower 2: Schmerzen und Druck im Lebergebiet, Schmerz im seitlichen Bereich des Abdomens, Leistenschmerz, Schmerz am medialen Rand des Kniegelenks, Schmerz am medialen Rand des Knöchels.

Besonderheit von Lower 2 (Beobachtungen aus der Praxis und meinen Kursen): **Der Punkt Lower 2 rechts beeinflusst das Leber-Qi, der Lower 2 links das Milz-Qi!**

Lower 3: Schmerz am medialen Rand der Patella, Schmerz auf dem medialen Fußrücken

Lower 4: Muskelschmerzen am vorderen Bereich des Oberschenkelgebiets, Schmerzen im Kniegelenk, **motorische und sensorische Störungen der unteren Extremität**, Schmerzen am Fußrücken

Lower 5: Ischialgie, Schmerz in der Glutealregion, Schmerzen des Außenknöchels

Lower 6: Lumbago, Steißbeinschmerz, Hämorrhoiden, Obstipation, Schmerz am vorderen Bereich der Fußsohle

3. Nadelungstechnik, Behandlungsablauf, Komplikationen und Resultate

3.1.1 Auswahl der Akupunkturnadeln

Ich empfehle für die WAA normale Spiralgriff-Akupunkturnadeln, Durchmesser 0,3 mm x 30 mm. Dickere Nadeln können Schmerzen und Blutungen auslösen, wohingegen feinere Nadeln (kleiner als 0,22 mm) schwierig im Handling sind. Eine Beschichtung erleichtert das Vorschieben in der Subkutis. Bitte verwenden Sie keine Nadeln mit Kunststoffgriff, da dieser zum Nadelschaft eine scharfe Kante hat, dies kann bei der embedded technique Druckstellen geben.

3.1.2 Lagerung des Patienten

Die Lagerung des Patienten während der Behandlung kann abhängig von seiner Verfassung gewählt werden. Grundsätzlich sollte sich der Patient in einer bequemen Position befinden, so dass die Muskeln im Punktionsgebiet entspannt sind. Normalerweise sitzt der Patient, auch Liegen ist möglich. Für bestimmte Punkte Lower 5 und 6 empfehle ich die Seitenlage.

Stellen Sie sich als Behandler immer so, dass Sie die Extremität im 90°-Winkel betrachten. Der Behandler stellt sich im richtigen Blickwinkel vor den Patienten: Sie müssen frontal auf den Punkt blicken!

Auf diese Weise treffen Sie die „gedachte Längslinie" auf der die Punkte meist etwas nach proximal verschoben werden müssen. Beachten Sie, dass bei den Grafiken die Füße bei der Ansicht von vorne um 90° nach außen rotiert sind. Bei der seitlichen Ansicht ist das rechte Bein um 90° aus der Hüfte zur Seite gedreht. (Das bedeutet: Die Zone 4 verläuft bei normal stehendem Bein nach seitlich oben zur Spina iliaca anterior superior)

3.1.3 Positionierung der Nadeln

Die Spitze der Nadel zeigt zum Ort der Beschwerden bzw. der Erkrankung. Wenn Symptome distal der Insertionsstelle von Handgelenk und Knöchel vorhanden sind, muss die Spitze der Nadel sinngemäß nach distal zeigen.

3.1.4 Auswahl des Insertionspunktes

Normalerweise ist die Auswahl der Punktionsstelle eindeutig zu treffen. Es gibt aber einige Ausnahmen, bei denen der Insertionspunkt entweder etwas proximaler oder distaler ausgewählt werden sollte:

- sichtbare Venen, Narben oder Hautverletzungen
- starker Schmerz, wenn die Nadel eingeführt wird
- soll die Nadelspitze nach distal zeigen, wird der Insertionspunkt etwas proximaler gewählt

Die Position des Insertionspunktes darf nicht von der gedachten Längsachse abweichen!

3.1.5 Desinfektion

Da wir bei der WAA die subkutane Nadelung anwenden bei welcher der Nadelschaft beim Vorschieben der Nadel auf der Haut gleitet, muß ein größeres Hautareal desinfiziert werden. Die Standardroutine der Desinfektion muss eingehalten werden. Der Nadelkörper darf während der Manipulation nicht mehr berührt werden.

3.2 Ablauf der Behandlung

3.2.1 Die korrekte Nadelung

Halten der Nadel: Der Griff der Nadel wird mit Daumen, Zeigefinger und Mittelfinger gehalten. Dadurch kann man die Nadel auf „Vorspannung“ bringen, was den Durchstich durch die Haut erleichtert. Ring- und Kleinfinger stützen die Hand.

Einbringen der Nadel: Die Nadel wird schräg durch die Haut eingestochen, circa im Winkel von 20–30°. So liegt die Nadel beim weiteren Vorschieben subkutan. Wenn der Winkel zu flach ist, kann die Nadelspitze in die Oberhaut laufen, was Schmerz verursacht. Wenn der Winkel größer als 30° ist, kann die Nadel tiefer gehen und das therapeutische Ergebnis verschlechtern. Alternative Methode: Heben Sie die Haut mit der freien Hand an und stechen Sie die Nadel parallel zur Extremität in die angehobene Haut. Durch das Heben entsteht hierbei der vorgenannte Winkel.

Kontrolle der Nadelposition nach dem Durchstechen der Haut:

Lassen Sie nach dem Durchstechen der Hautoberfläche den Nadelgriff kurz los. Die Nadel sollte jetzt locker auf die Haut fallen (bei normal dicker Haut) und ohne jeden Winkel auf der Haut zum Liegen kommen. Wenn ein Winkel entsteht (sich die Nadel also nicht ganz auflegt), bedeutet dies, dass die Nadelspitze zu tief ist. Ziehen Sie die Nadel ein wenig zurück.

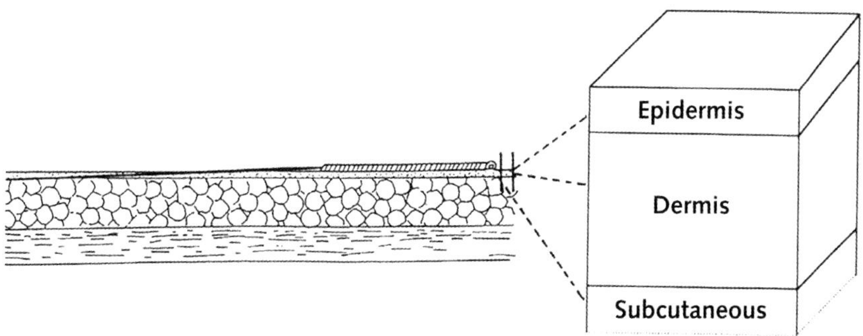

Darstellung der idealen Nadellage[5]

Weiteres Vorgehen nach dem Durchstechen der Haut

Führen Sie die Nadel nach dem Einstechen langsam und gerade im Subkutangewebe nach vorne. Mit Ihrer anderen Hand „heben" Sie das Gewebe leicht an, damit die Nadel leichter gleitet.

Das Auftreten von Wundheit, Taubheit, Spannung oder Schmerz zeigt an, dass die Spitze der Nadel zu tief geht und/oder ein Gefäß bzw. einen Nerv berührt.

Ein scharfer Schmerz tritt dann auf, wenn die Wand eines Blutgefäßes berührt wird. In diesem Fall muß die Nadel zurückgezogen und dann unter- oder oberhalb des Gefäßes wieder vorgeschoben werden.

Korrektur der Nadellage

Die korrekte Nadellage ist zum Erreichen des Therapieergebnisses äußerst wichtig. Normalerweise werden die Symptome während bzw. nach einer Behandlung (besonders im Falle einer Schmerzsymptomatik) teilweise oder vollständig beseitigt.

5 Lao, Dr. He Hon: Wrist-Ankle-Acupuncture – Methods & Applications. A new approach to the ancient therapeutic modality. Oriental HealthCare Center, Brooklyn / New York, USA, 1997, S. 41

Eine fehlerhafte Technik verursacht schlechtere Ergebnisse, eine Korrektur der Nadellage ist notwendig. Beispiele hierzu sind:

Die Nadel geht tiefer als beabsichtigt
Korrigieren Sie in diesem Fall die Nadel, ziehen Sie sie zurück, bis die Spitze der Nadel gerade noch unter der Haut ist und führen Sie sie dann wieder etwas oberflächlicher vor.

Nadelsensation
Das Auftreten einer sogenannten Nadelsensation, also das Spüren der Nadel nach dem Einbringen ist ein Zeichen fehlerhafter Technik. Die Nadel muss zurückgezogen und tiefer oder flacher wieder vorgeschoben werden.

Die Richtung der Nadel weicht von der Längsachse ab
Ziehen Sie die Nadel die ganze Strecke zurück, bis die Nadelspitze gerade unter noch der Haut ist und dirigieren Sie die Nadel um.

Die Länge der eingeführten Nadel ist zu kurz
In einigen Fällen werden die Symptome deshalb nicht komplett beseitigt, weil die Nadel zu kurz ist oder nicht tief genug vorgeschoben wird. Schieben Sie in diesem Fall die Nadel weiter vor oder wählen Sie die Relais-Nadel-Technik.

3.2.2 Liegedauer der Nadel

Nach dem korrekten Einbringen der Nadel bessern sich rasch viele Symptome. In bestimmten Fällen können die therapeutischen Ergebnisse naturgemäß nicht sofort beobachtet werden (wie z. B. bei Schlafstörungen, Enuresis, psychischen Symptomen). Hier sind mehrere Anwendungen nötig.

In der Ursprungsliteratur wird eine Liegedauer von 30 Minuten empfohlen. In dieser Zeitspanne ist in der Regel keine Nadelmanipulation notwendig.

Je nach Art und Aktualität der Krankheit kann die Nadelliegedauer auch länger sein. 3 bis 6 Stunden sind keine Seltenheit, 12 Stunden sollten jedoch nicht überschritten werden. Nach Fixierung mit Pflastern kann der Patient hierbei meist seiner gewohnten Tätigkeit nachgehen (**„Embedded technique"**, siehe Kapitel Nadelungstechniken in der WAA).

3.2.3 Entfernen der Nadel

Ziehen Sie die Nadel schnell und ohne Manipulation heraus. Komprimieren Sie die Stelle kurz mit einem Tupfer. Kontrollieren Sie, dass es keine Blutung gibt.

3.3 Behandlungshäufigkeit und -ablauf

Die Anzahl der Behandlungen hängt vom Krankheitsverlauf und der krankheitsbedingten Ausgangslage ab. Auch die Liegedauer der Nadel pro Behandlung spielt eine Rolle. Bei Anwendung der „embedded technique“ mit im Durchschnitt drei Stunden Nadelliegedauer werden wesentlich weniger Behandlungen nötig sein.

3.4 Lokale Zusatzbehandlung

Zusätzlich zur zonenbezogenen Behandlung von Beschwerden der ersten Kategorie mittels WAA ist es hilfreich den "Locus dolendi" mitzubehandeln. Je nach Diagnose und Befund wende ich Injektionstherapie, lokale Akupunktur, Crosstapes oder Rundtapes, Vitalfeldtherapie und Lichttherapie an.

Beispiel: Epicondylitis humeri radials:

Nadelung des entsprechenden Punktes nach Zonenauswahl (meist WAA Upper 5 oder 6).

Subkutane Injektion der Schmerzstelle nach Austestung des geeigneten Mittels (z. B. Notakehl, Traumeel S)

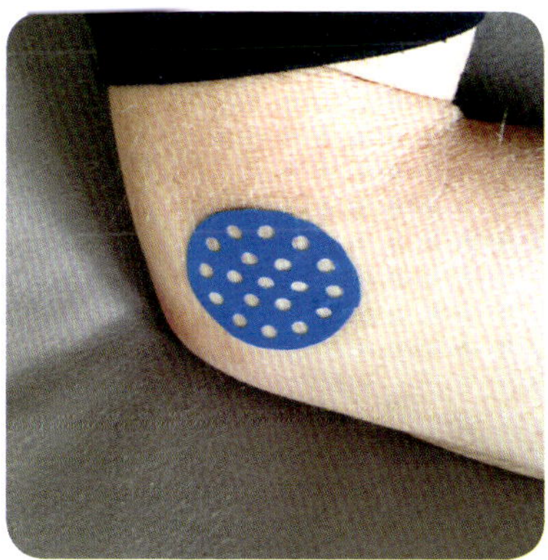

Applikation eines Akupunkturpflasters (Foto: Pflaster der Fa. Gatapex)

3.5 Komplikationen und Nebenwirkungen

Komplikationen sind bei der WAA selten. Hauptkomplikationen sind Hämatome und vagovasale Synkopen.

3.5.1 Hämatome

In den Punktionsgebieten Knöchel und Handgelenk liegen Venen relativ dicht nebeneinander. Die größeren sichtbaren Venen lassen sich gut umgehen.

Sollte eine Schmerzsensation während der Punktion auftreten, kommt dies daher, dass die Nadelspitze eine Gefäßwand touchiert. Ziehen Sie die Nadel zurück und versuchen Sie, sie mehr oberflächlich zu platzieren.

Entsteht eine Schwellung an der Nadelspitze, können wir von einer subkutanen Einblutung ausgehen. Ziehen Sie die Nadel zurück, versuchen Sie etwas Blut durch den Stichkanal nach außen zu drücken und komprimieren Sie die Einstichstelle. Machen Sie den Patienten darauf aufmerksam, dass sich das Hämatom selbstständig resorbiert und keine Folgeschäden entstehen. Im Prinzip ist es ja eine „Eigenbluttherapie" an der beabsichtigten Akupunkturstelle.

3.5.2 Vagovasale Synkope / Ohnmacht

In seltenen Fällen kann es bei vegetativ instabilen Patienten oder solchen, die eigentlich Nadelangst haben, es aber nicht eingestehen, eine Ohnmacht während der Nadelung auftreten. Entfernen Sie umgehend die Nadeln und leiten Sie die in diesem Fall üblichen Maßnahmen ein.

3.6 Kontraindikationen

Absolute Kontraindikationen
Keine bekannt.

Relative Kontraindikationen
Der Lower 1 sollte nicht **bilateral** gestochen werden:

- wenn eine Patientin ihre normale Menstruation hat
- während des ersten Schwangerschaftstrimenons

3.7 Mögliche Therapieergebnisse

Die Ergebnisse der WAA variieren von Krankheit zu Krankheit und von Patient zu Patient. Oft ist sogar ein Unterschied bei gleicher Symptomatik festzustellen. Die Kenntnis der fünf aufgeführten Sachverhalte ist wichtig – dies muß oft dem Patienten erklärt werden.

Es gibt fünf mögliche Resultate:

1. Die Symptome und Beschwerden verschwinden nach einer Behandlung.
2. Die Symptome und Beschwerden verbessern sich stufenweise und verschwinden nach einer Reihe sukzessiver Behandlungen.
3. Die Symptome und Beschwerden verschwinden bald nach dem Einbringen der Nadel während jeder Behandlungssitzung, kommen aber wieder nach dem Entfernen der Nadel. Sie fluktuieren, verbessern sich stufenweise oder verschwinden gänzlich nach einer kompletten Behandlungsreihe.
4. Es sind keine Ergebnisse erkennbar, solange nicht mehrere Behandlungen durchgeführt wurden.
5. Während der Behandlung gibt es eine vorübergehende Besserung der Beschwerden, aber nach dem Entfernen der Nadeln kommen die Beschwerden wieder. Auch nach mehreren Behandlungen stellt sich keine nennenswerte Besserung ein.

Anmerkung: Sollte Fall 4 oder 5 auftreten, überprüfen Sie bitte Indikationsstellung, Störfelder und den gesamten Energiestatus des Patienten. Normalerweise sollten die Resultate 1–3 erreicht werden.

3.8 Nadelungstechniken innerhalb der WAA

Außer der „normalen" Nadelungstechnik mit 30 Minuten Nadelliegedauer, die oben beschrieben wird, gibt es weitere Methoden:

3.8.1 Embedded-Needle-Technique – die bevorzugte Technik!

Der Vorteil dieser Technik ist die Behandlung über eine längere Zeitspanne. Nach der Punktion kann der Griff der Nadel mit einem Klebeband sicher befestigt werden (Nadelkopf mit einkleben, damit der Patient nicht daran hängen bleibt). Die Insertionsstelle wird mit einem Injektionspflaster verbunden, welches nach dem Entfernen der Nadel gleich verbleiben kann.

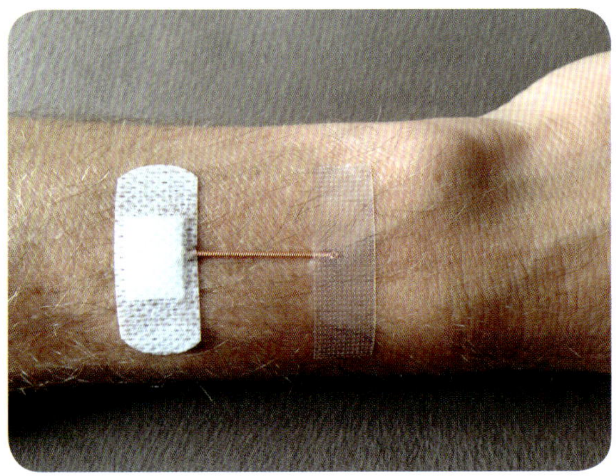

Foto: Embedded technique

Normalerweise beeinträchtigt die liegende Nadel die Tätigkeiten des Patienten nicht. Die Nadelliegedauer kann in Abhängigkeit der Krankheit und der Symptome, sowie des Zustandes des Patienten von 2 bis 12 Stunden betragen.

In meiner Praxis hat sich die Empfehlung von 3 Stunden in den meisten Fällen bewährt. Dies entspricht dann 6 Behandlungen à 30 Minuten! Der Patient kann die Nadel in der Regel selber ziehen.

Vorsichtsmaßnahmen:

Durch Bewegung kann sich die Nadel verschieben. Entfernen Sie die Nadel sofort, falls Unbehagen oder Schmerz auftritt. Entfernen Sie die Nadel weiterhin sofort, sollte das Punktionsgebiet feucht werden (Lymphe, Blut).

3.8.2 Zusätzliches oder ausschließliches Anwenden der Sieben-Stern-Nadel (Seven Star / Plum Blossom Needle)

Beklopfen der Haut am ausgewählten WAA-Gebiet mit oder ohne liegende Nadel mit sanfter Kraft, sodass eine Rötung, aber noch keine Blutung entsteht. Das zu beklopfende Gebiet des Handgelenks ist 2–5 cun proximal zur Querfalte des Handgelenkes und 1 cun breit. Am Knöchel ist die Zone 3–6 cun proximal der Knöchelspitze und ebenfalls 1 cun breit.

3.8.3 Relais-Nadel-Technik

Die Relais-Nadel-Technik kann für hartnäckige und chronische Krankheiten verwendet werden. Entlang der Zonenlinie fügen Sie eine zweite Nadel an der Spitze der vorherigen Nadel in derselben Richtung und Technik ein, um das therapeutische Ergebnis zu steigern.

4. Die homöosiniatrische Anwendung der WAA

Bei der homöosiniatrischen Methodik werden homöopathische Mittel an die beschriebenen Akupunkturpunkte gespritzt, was zur Steigerung der Heilwirkung im Sinne einer Synergie führt.

Verwendete Materialien: Einmalspritze 2 oder 5 ml, Dentalkanüle 0,4 x 40 mm oder normale Kanüle 0,4 x 20 mm.

Ampullenpräparate: nach Wahl des Therapeuten. Möglich sind Einzelhomöopathika oder auch Komplexmittel sowie Biokatalysatoren (Fa. Heel). In meiner Praxis hat sich vorheriges Austesten der zu verwendeten Mittel in jedem Fall bewährt. Als Verfahren zur Testung finden die Methoden Kinesiologie, Global Diagnostics Wabenmessung oder EAV Anwendung. Selbstverständlich können Sie auch jedes weitere bewährte Testverfahren anwenden. Oft wird hierdurch auch die Diagnose untermauert, sollte sie nicht von vorneherein durch bildgebende Diagnostikverfahren bestätigt worden sein.

Beispiel: Disci comp. cum Argento WALA (bei entzündlicher Situation) versus Disci comp. cum Stanno (mehr degenerative Leiden).

Sollten Sie keine Testverfahren einsetzen, so richten Sie sich bitte nach den Herstellerangaben der zur Anwendung kommenden Präparate. Die Aufzählungen erheben keinen Anspruch auf Vollständigkeit, ebenso können die Bezeichnungen im Rahmen von Zulassungsbestimmungen geändert werden.

Durchführung der WA-Homöosiniatrie:

Zwei Verfahren stehen zur Auswahl:
- Direktes Verfahren (primäre Homöosiniatrie)
- Vorab-Akupunktur (sekundäre Homöosiniatrie)

4.1 Direktes Verfahren

- Auswahl des zu verwendenden Punktes gemäß der Richtlinien der WAA.
- Desinfektion der Punktionsstelle
- rascher Einstich
- vorsichtiges subkutanes Vorschieben der Kanüle; je nach Situs kann hierbei schon etwas Wirkstoff durch leichten Druck auf den Spritzenstempel injiziert werden. Dies

verhindert wie bei jeder anderen Injektion auch, dass das Gewebe durch den Kanülenschliff „zerschnitten" wird. Das abgegebene Mittel verdrängt das Gewebe, ähnlich einer „stumpfen" Akupunkturnadel, und schont empfindliche Strukturen.
- Liegt die Kanüle an der gewählten Injektionsstelle, wird die Spritze um 180° gedreht, so dass die Kanülenöffnung zur tiefen Schicht blickt.
- Unter langsamem Zurückziehen der Kanüle wird nun das Medikament kontinuierlich abgegeben. Vor Erreichen der Haut mit dem Injizieren aufhören, um eine schmerzhafte i.c.-Injektion zu vermeiden (außer dies ist explizit gewünscht). Nach kurzer Kompression der Punktionsstelle Anlage eines Schnellverbandes (Pflaster).

Vorteile der homöosiniatrischen Vorgehensweise:

Die Nadelliegedauer entfällt und durch das ausgewählte Injektionspräparat kann sich ein synergistischer Effekt ergeben.

Nachteil dieser Methode:

Durch Anwendung einer „scharfen" Kanüle ergibt sich eine mögliche Traumatisierung des Injektionsortes. In diesem Sinne ist die Punkt- und Patientenauswahl anzupassen. Bei Patienten mit mehr Subkutangewebe ist diese Methode einfacher anzuwenden als bei sehr schlanken oder gar kachektischen Patienten.

Bei den Punkten Upper 2 und Upper 4 (Venen) sowie Lower 3 und 4 (Venen und Tibiakante) ist die Anwendung sorgfältig abzuwägen, um Verletzungen zu vermeiden.

4.2 Vorab-Akupunktur (siehe Fotostrecke)

- Verwendung einer 0,4 x 40er Kanüle obligat
- Auswahl des zu verwendenden Punktes gemäß den Richtlinien der WAA
- Desinfektion der Punktionsstelle
- rascher Einstich
- vorsichtiges subkutanes Vorschieben der Kanüle; je nach Situs kann hierbei schon etwas Wirkstoff durch leichten Druck auf den Spritzenstempel injiziert werden. Dadurch erreicht man eine Verdrängung des Gewebes durch das Injektionsmittel und reduziert Verletzungen durch „Zerschneiden" mittels des scharfen Kanülenschliffes.
- Nach Lagekontrolle der Kanüle wird die bereits aufgesetzte Spritze leicht mit einem Zellstofftupfer unterpolstert und mit 1–2 Leukofix® an der Haut des Patienten fixiert.
- Liegedauer der Kanüle 20–30 Minuten

- nach dieser Zeit die Pflasterstreifen lösen und Injektion sowie weiteres Vorgehen wie oben beschrieben

Nachteil dieser Methode

Die liegende Kanüle kann an der Spitze Beschwerden verursachen. Der Patient sollte angewiesen werden, möglichst ruhig liegen oder sitzen zu bleiben.

Bei den Punkten Upper 2 und Upper 4 (Venen) sowie Lower 3 und 4 (Venen und Tibiakante) ist die Anwendung sorgfältig abzuwägen, um Verletzungen zu vermeiden.

4.3 Medikamentenauswahl bei der homöosiniatrischen Anwendung

In meiner Praxis verwende ich bei der Homöosiniatrie homöopathische Arzneimittel nach Austestung.

Je nach Präferenz kann das Testverfahren unterschiedlich gewählt werden:
- Gerätetestung: EAV, Vegatest®, Global Diagnostics Wabenmessung etc.
- Kinesiologische Testung
- Radiästhetische Testung

Therapeuten, die nicht austesten, können natürlich die Medikamente nach deren Indikation auswählen. Bei unklarer Auswahl empfehle ich Lactopurum, Fa. Pflüger oder Sanuvis Ampullen, Fa. Sanum.

Begründung: Gerade bei Schmerzzuständen findet sich im entsprechenden Bereich oft eine lokale Azidose, die durch die genannten Präparate günstig beeinflusst werden kann. Sinngemäß kommt auch Procain 1–2 % infrage (*Cave:* Anwendungsbeschränkungen für Heilpraktiker).

Die Medikamente für die jeweiligen Indikationen werden im jeweiligen Kapitel erwähnt. In meiner Praxis haben sich Ampullen der Firmen Heel, Infirmarius, WALA und Pflüger bewährt. Hier kann natürlich auf persönliche Präferenzen und Erfahrungen zurückgegriffen werden.

Im Indikationsteil des Buches erfolgt die Nennung der Präparate ohne Anspruch auf Vollständigkeit. Bitte beachten Sie auch eventuelle Präparateänderungen.

4.4 Fotostrecke zur Homöosiniatrie mit Vorab-Akupunktur

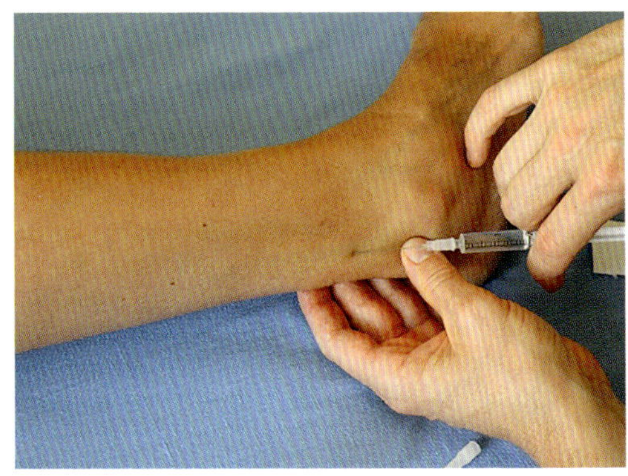

Abb. 1: Einstich

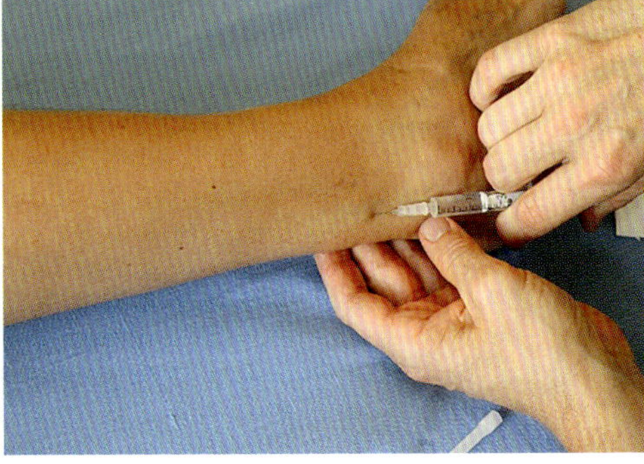

Abb. 2: Vorschieben unter leichtem Druck

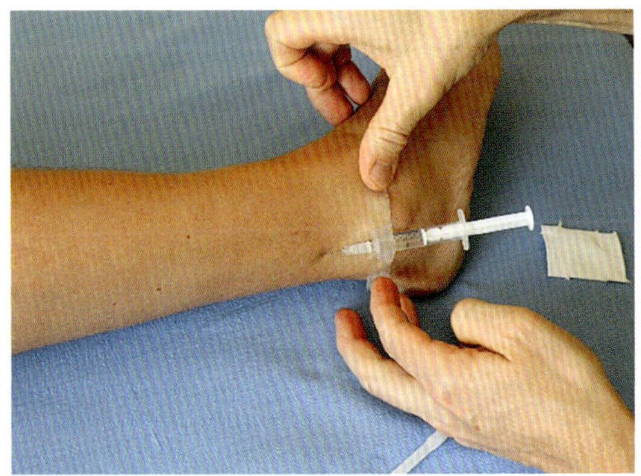

Abb. 3: Drehen und Fixieren

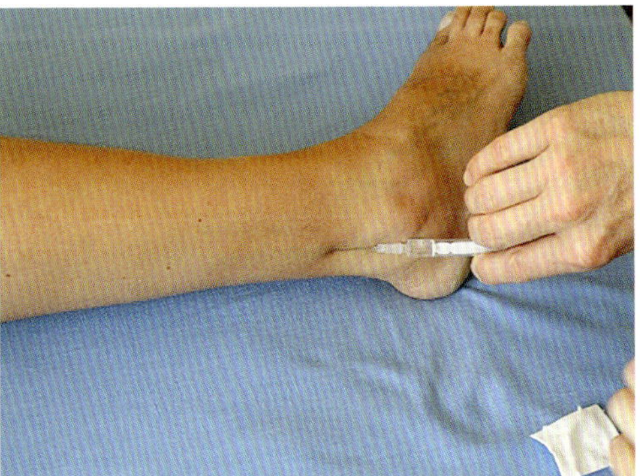

Abb. 4: Zurückziehen und Spritzen

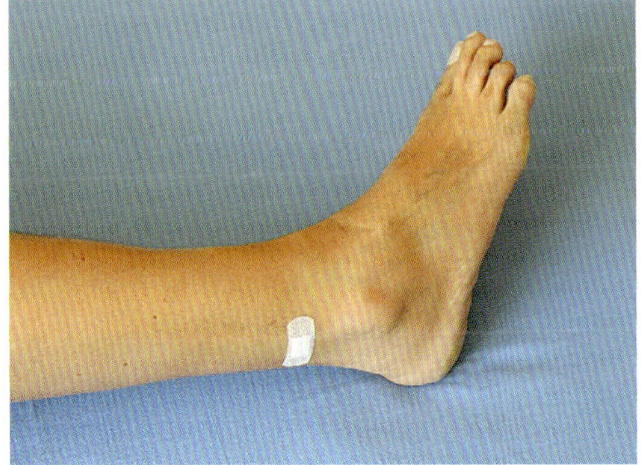

Abb. 5: Verband

5. Nomenklatur der WAA

Eine standardisierte Nomenklatur erleichtert die Dokumentation und dient dem Austausch zwischen den Behandlern. Durch die folgende Nomenklatur können Behandlungsaufzeichnungen leicht gelesen und verstanden werden.

1. Schreiben Sie „**WAA**“ als Erstes, um anzuzeigen, dass es sich um eine WAA-Behandlung handelt.
2. Notieren Sie als Nächstes die Seite des verwendeten Punktes: **R** für die rechte Seite oder **L** für die linke Seite. Wenn dieselben Punkte rechts und links benutzt werden, dann schreiben Sie **RL**.

L = linke Seite
R = rechte Seite
RL = beide Seiten

3. Notieren Sie als Nächstes die Nummer des Akupunkturpunktes. Verwenden Sie für Punkte über dem Handgelenk eine hochgestellte Zahl und für Punkte über dem Knöchel eine tief gestellte Zahl.

Hochgestellte Zahl = Punkte über dem Handgelenk (z. B. R^1)
Tiefgestellte Zahl = Punkte über dem Knöchel (z. B. L_5)

4. Schreiben Sie in aufsteigender Reihenfolge, wenn es mehrere Punkte auf einer Seite gibt, jeden mit einem Koma getrennt. Beispiel: $\mathbf{L}^{2,}{}_{5,}{}^{6}$
5. Die Nadelspitze sollte zum Ort der Beschwerden zeigen. Im Allgemeinen liegt die Nadel proximal (herzwärts), es sei denn, dass „↓“ nach der Zahl notiert wird. ¯ bedeutet, dass die Nadelspitze nach distal liegt. Beispiel: **WAA** $\mathbf{L_4}$**↓**
6. Wenn Sie die Relais-Nadel-Technik verwenden, schreiben Sie „X-Zahl“, um zu notieren, wie viele Nadeln in dasselbe Gebiet eingebracht wurden. Verwenden Sie zum Beispiel X2, um 2 Nadeln anzuzeigen, z. B. $\mathbf{L^2}$ **X2**.
7. Für die homöosiniatrische Anwendung empfehle ich, ein „H“ zu notieren. Dahinter kann das verwendete Arzneimittel notiert werden: $\mathbf{WAA}_{\text{L2H (Traumeel)}}$

Beispiele zur Verwendung der Nomenklatur

WAA L^1: Upper 1 auf der linken Seite, mit der Nadelspitze nach proximal

WAA R_5: Lower 5 auf der rechten Seite

WAA $R_{5emb, 3h}$: Lower 5 rechts, Embedded-Needle-Technique für drei Stunden

WAA $LR^{4,5}$: Upper 4 und Upper 5 bilateral

WAA L_1↓ R^1: Lower 1 auf der linken Seite mit der Nadelspitze nach distal und Upper 1 rechts mit der Nadelspitze nach proximal

WAA $LR_{1,}^{1}$: Upper 1 und Lower 1 bilateral

WAA L^2 X2: Upper 2 links mit 2 Nadel-Relais-System in derselben Zone

WAA $R^{1H\ (Sanuvis)}$: Upper 1 rechts homöosiniatrisch mit Sanuvis® ohne Kanülenliegedauer

WAA $L^{1H\ (Sanuvis,\ 30min)}$: Upper 1 links homöosiniatrisch mit Sanuvis® nach 30 Minuten Kanülenliegedauer

Behandlungsdokumentation

Wie bei jeder Maßnahme am Patienten ist auch die WAA-Behandlungsaufzeichnung ein Bestandteil der Dokumentation. Eine gute Behandlungsaufzeichnung kann verwendet werden, um die Wirkung einer bestimmten Behandlung zu beurteilen. Weiterhin ist sie ein gesetzliches vorgeschriebenes Dokument.

Teil III: Behandlung mit der WAA

Dieser Teil schildert die Anwendung der WAA unter Miteinbeziehung der Homöosiniatrie und weiterer therapeutischer Verfahren im Praxisalltag.

Im Vergleich zu den vorliegenden Werken von Dr. He Hon Lao und Dr. Zhang Xinshu soll in diesem Buch die klinische Statistik nur begrenzt Raum erhalten. Zur weiteren Recherche seien diese Werke empfohlen.

Teil III ist in zwei große Hauptbereiche unterteilt:
1. Schmerzassozierte Krankheitsbilder
2. Allgemeinerkrankungen

Nach einer Einleitung über das Wesen des Schmerzes auch aus der Betrachtungsweise der TCM werden die am meisten in der Praxis vorkommenden schmerzassoziierten Beschwerdebilder angesprochen. Nach dem Kapitel über schmerzassoziierte Krankheiten folgt der Teil über allgemeine Erkrankungen.

Die folgende Aufstellung erläutert den Gliederungsaufbau bei der Besprechung der einzelnen Krankheitsbilder, dabei werden nicht immer zwingend alle Punkte abgehandelt:

- Allgemeines
- TCM- oder ganzheitliche Betrachtung
- WAA-Punktauswahl und Behandlung
- WA-Homöosiniatrie
- Begleitende Akupunkturpunkte (vornehmlich aus der Liste der Zusatzpunkte)
- Weitere Therapie

Die Anwendung der Wrist-Ankle Akupunktur als regulationsmedizinisches Verfahren hat selbstverständlich immer ihre Grenzen dort, wo keine Regulation mehr möglich ist. Wir behandeln bei einer Störung, nicht bei einer Zerstörung – hier kommt in der Regel die Chirurgie zum Einsatz. Nach erfolgter Operation ist die WAA aber ein hervorragendes Instrument um die Heilung zu Beschleunigen. Gerade im postoperativen Bereich ist es wünschenswert, dass die WAA stärker etabliert wird.

Durch Anwendung der „embedded technique" ist hier eine schmerzfreiere krankengymnastische Nachbehandlung möglich, ebenso wird die Wundheilung beschleunigt.

1. Schmerzassoziierte Krankheitsbilder

1.1 Einleitung

1.1.1 Allgemeines zum Schmerz

Eine der größten Herausforderungen für die Akupunktur ist die Schmerztherapie. Schmerzen werden allgemein in folgende Kategorien unterteilt:

- **Hautschmerz (oberflächlich)**
  entsteht aus oberflächlichen Strukturen, wie Haut und subkutanem Gewebe.
- **Somatischer Schmerz (tief)**
  entsteht in tiefen Körperstrukturen, wie dem Periost, den Muskeln, den Sehnen, den Gelenken und den Gefäßen.
- **Eingeweideschmerz (viszeraler Schmerz)**
  hat seinen Ursprung in den inneren Organen. Beispiele hierfür sind Nierenkolik und Magengeschwür.
- **Funktioneller oder psychogener Schmerz**
  Abweichend vom organischen oder somatischen Schmerz wird *funktioneller oder psychogener Schmerz einer nicht eruierbaren physischen Ursache* zugeschrieben.
- **Weitergeleiteter Schmerz**
  bedeutet, dass der Schmerz an einer Stelle wahrgenommen wird, der vom Ursprungsort entfernt ist, aber durch dasselbe Rückgratsegment innerviert ist. So zum Beispiel wird der Schmerz, der für den Herzinfarkt charakteristisch ist, auf den linken Arm, den Hals, und die Brust projiziert.

Schmerzpatienten leiden meist sowohl unter physischen als auch unter emotionalen Gesichtspunkten. Es ist oft unmöglich, Schmerzen nur aus Sicht des Therapeuten zuzuordnen; deshalb kann der Schmerz in seiner Gesamtheit nur zusammen mit dem jeweiligen Patienten beurteilt werden.

1.1.2 Schmerzdauer

Die Schmerzdauer kann in akut oder chronisch eingeteilt werden.

- **Akuter Schmerz** wird als Schmerz mit einer Dauer von weniger als sechs Monaten definiert. Er wird durch schädliche oder gewebezerstörende Stimuli verursacht und wird als scharfer, intensiver und klar lokalisierter Schmerzpunkt kategorisiert.

- **Chronischer Schmerz** ist als Schmerz mit einer Dauer von sechs Monaten oder länger definiert. Die Internationale Vereinigung für Schmerzstudien definiert chronischen Schmerz als das, was über die erwartete normale Heilungsdauer einer Erkrankung andauert.[6]

1.1.3 Auftreten des Schmerzes

Der Schmerz kann **anhaltend** (z. B. bei Arthritis) oder periodisch bzw. **intermittierend** (z. B. während einer Angina pectoris) auftretend sein. Er beeinflusst den Patienten sowohl **physiologisch** als auch **psychologisch**, ja mitunter sein ganzes soziales Umfeld und kann sogar die finanziellen Mittel einer Person erschöpfen (z. B. oft bei Fibromyalgie).

Im Gegensatz zum akuten Schmerz können beim Patienten mit chronischen Schmerzen psychologische Einflüsse und Umwelteinflüsse eine wichtige Rolle in der Entwicklung von schmerzabhängigen Verhaltensmustern spielen. Chronischer Schmerz ist nicht selten mit einer Depression vergesellschaftet.

Das Abfragen der Schmerzintensität bringt in diesen Fällen wenig Erkenntnisgewinn, da die beschriebene Intensität mehr das subjektive Empfinden des Patienten bezüglich der Gesamtumstände widerspiegelt als die wirkliche Stärke der Schmerzen. In der Praxis ist es somit wichtig, die Lokalisation, die Art, und die begleitenden Symptome des Schmerzes für die Planung der Behandlung zu eruieren.

Dadurch, dass die zugeordneten Behandlungspunkte nach der Lokalisation des Schmerzes gemäß der Körperzonenzuordnung der WAA meist eindeutig ausgewählt werden können, ist die Behandlung von Schmerzsyndromen oft sehr effizient.

1.1.4 Theorie des Schmerzes aus der Sicht der TCM

Aus der Sicht der TCM können die **pathogenen Faktoren** die zu Schmerzen führen wie folgt kategorisiert werden:

6 Grichnick, K.; Ferrante, F. M.: Der Unterschied zwischen akutem und chronischen Schmerz. Mount Sinai Journal of Medicine, 1991, 58:217-220

Eindringen der sechs äußeren pathogenen Faktoren (Liu Yin)

Wind, Kälte, Nässe, Sommerhitze, Trockenheit und Feuer durch Haut, Mund oder Nase. Schmerzsyndrome, die dies zur Ursache haben, finden wir meist in einem frühen Krankheitsstadium.

Innere Verletzung durch die Sieben Emotionen

Freude, Wut, Melancholie, Grübeln, Kummer, Angst, und Schreck – jedes der sieben Gefühle wirkt direkt auf ein zugeordnetes Organ, um Krankheit auszulösen. Im Huang Di Nei Jing, Su Wen steht in Teil IV: „Wut schädigt die Leber, Nachdenklichkeit (Grübeln) schädigt die Milz." Es wird häufig beobachtet, dass Kopfschmerz einem Streit folgt, und vielem Grübeln Magenschmerzen folgen können. Im Verlauf vieler Krankheiten verschlechtert sich die Schmerzsituation häufig nach Schwankungen der Stimmungen oder Gefühle des Patienten.

Andere pathogene Faktoren

Es handelt sich hauptsächlich um pathogene Faktoren wie Trauma, Überanstrengung, unpassende Ernährung, Parasiten und Toxine.

Ein alter Merksatz in der TCM lautet: **„Wo es Stagnation gibt, gibt es Schmerz."** Der berühmte chinesische Arzt Chen Xiou Yun aus der Qing-Dynastie glaubte, dass der wichtigste pathogene Faktor, der zu Schmerz führt, die **Stagnation (Stase) von Qi und Blut (Xue) ist.**

1.2 Schmerzen im Bereich des Kopfes und des Gesichtes

1.2.1 Kopfschmerz und Migräne

Es ist oft schwierig, die Ursachen von Kopfschmerzen zu diagnostizieren, da Kopfschmerzen bei vielen sowohl akuten als auch chronischen Krankheiten als Symptom in Erscheinung treten können.

Es gibt typische Formen des Kopfschmerzes, die als eigenständige Krankheiten betrachtet werden, wie die Migräne, aber auch Kopfschmerzen, die als Begleitsymptom anderer Krankheiten auftreten. In Kürze sind hier zu nennen: Infektionskrankheiten, Sinusitis, Intoxikationen, Zahnschmerzen, intrakranielle Raumforderungen, Traumata und viele andere mehr.

Weder Lokalisation noch Intensität des Kopfwehs sind ein zuverlässiger Hinweis auf die Ursache des Problems. In Praxis und Klinik erfordern therapieresistente Kopfschmerzen somit eine gründliche Abklärung. Ist diese erfolgt, spricht bei Beschwerdepersistenz nichts gegen eine Behandlung mit naturheilkundlichen Therapieformen.

1.2.2 Haupteinteilung der Kopfschmerzen

Migräne

Es gibt zwei Typen der Migräne: Migräne ohne Aura und Migräne mit Aura. Eine Aura ist ein Komplex von neurologischen Symptomen, der einen Migräneanfall begleitet.

Eine typische visuelle Aura kann aus blinkenden Lichtern, blinden Flecken, Doppelsehen oder Halluzinationen bestehen. Man vertritt die Ansicht, dass eine Aura eine sich ausbreitende Verringerung der neuronalen Tätigkeit im Kortex darstellt; der verminderte Blutfluss wird einem verminderten Metabolismus zugeordnet. Es wird angenommen, dass Serotonin eine Hauptrolle in der Pathogenese der Migräne spielt.

Der Migräne-Kopfschmerz ist durch Attacken intensiven Kopfschmerzes charakterisiert, gewöhnlich pochend und einseitig und oft mit Fotophobie, Gereiztheit und Brechreiz bzw. Erbrechen einhergehend. Migräne-Kopfschmerzen betreffen alle Altersgruppen.

Das Reduzieren von psychischen und Umweltbelastungen sowie die Anpassung der Ernährung können die Anfallshäufigkeit vermindern.

Spannungskopfschmerzen

Die häufigste Form des Kopfschmerzes bei Erwachsenen und Jugendlichen ist der Spannungskopfschmerz, der sich aus anhaltender Kontraktion der Muskeln des Halses und der Kopfschwarte ergibt. Die Kontraktion dieser Muskeln verursacht Druck auf Nerven und kann auch Gefäße an der Basis des Halses einengen. Infolgedessen sammeln sich Stoffwechselprodukte wie Milchsäure an. Diese erzeugen wiederum mehr Schmerzen.

Klinisch beklagen sich Patienten über diffuse Schmerzen, die in den Gebieten von Occiput, der Schläfen oder der Stirn auftreten. Der Spannungskopfschmerz ist meist bilateral.

Weitere Kopfschmerzformen die gut auf die WAA-Behandlung ansprechen sind posttraumatischer Kopfschmerz und Kopfschmerzen durch akute oder chronische Sinusitis, Hypertonie, HWS-Arthritis und Arthrose, Nahrungsmittelallergien, Anämie, prämenstruelles Syndrom.

TCM- bzw. ganzheitliche Betrachtung

Kopfschmerz wird auf Chinesisch „Tou Tong" genannt. Er kann in zwei Typen eingeteilt werden: exogener Typ und endogener Typ.

Der Erstere wird häufig durch das Eindringen eines **exogenen Pathogens wie Wind, Kälte, Nässe und Hitze** verursacht, was zu einer Blockade der Meridiane im Kopfbereich führt.

Der **endogene** Typ wird verursacht durch

1. **emotionale Belastung**, die das Leber-Qi staut. Das stagnierende Qi kann sich in Feuer verwandeln, welches den Kopf angreift.
2. **Ernährungsfehler**, die die Funktion der Milz im Sinne der TCM verschlechtern und zu Anhäufung der „trüben Nässe" im Körper führen.
3. **Qi- und Blutmangel** aufgrund anhaltender Krankheit oder durch übermäßigen Blutverlust.
4. **Verletzungen,** die zu schlechter Zirkulation oder Stagnation von Qi und Blut im Kopf führen.

WAA-Punktauswahl und Behandlung bei Kopfschmerzen

Die Punkte werden gemäß der Lage der Symptome ausgewählt:

Frontal:	**Upper 1**
Anterio-temporal:	**Upper 2**
Scheitel und Seiten des Kopfes:	**Upper 4**
Posterio-temporal:	**Upper 5**
Occipital:	**Upper 6**

Für durch Angst, Depression oder endokrine Funktionsstörungen verursachte Kopfschmerzen kann **immer Upper 1 beidseits** hinzugenommen werden. Für Kopfschmerz, der durch Muskelspasmen und Verhärtungen verursacht wird, (die Triggerpunkte Tian Zhu [Bl 10] und / oder Jian Jing [Gb 21] testen positiv) nehmen Sie bitte immer **Upper 5** entsprechend der Seite dazu.

WA-Homöosiniatrie

Direktes Verfahren zur Behandlung im Intervall, Vorab-Akupunktur-Methode im Anfall, je nach Zustand des Patienten sogar die Vorab-Akupunktur-Methode.

Häufig verwendete Injektionspräparate:
- Fa. Heel: Spascupreel, Traumeel S, Gelsemium Homaccord, Spigelon
- Fa. Sanum: Sanuvis und Mucokehl, Quentakehl, Fortakehl
- Fa. Pflüger: Lactopurum, Biodolor® comp. Inj.
- Fa. WALA: Magnesium phosphoricum comp., Chamomilla e radice Amp.
- Fa. Infirmarius: Infi-Belladonna-Injektion, Infi-Spigelia-Injektion

Begleitende Akupunkturpunkte
- Du 20, ggf. sedierende Nadelung
- Si Shen Cong
- Lower 2 bds.

Weitere Therapie
- Orthomolekulare Substitution von Magnesium und eventuell Kalium nach Vollblutanalyse; gute Kombinationsmöglichkeit mit Vitamin B6
- Schmerzöl im Meridianverlauf
- Wärmetherapie: Wärmelampe oder Moxa auf verspannte Muskeln
- psychologische Betreuung und Stressmanagement
- Schröpfkopfmassage des inneren und äußeren Blasenmeridians

1.2.3 Gesichtsschmerzen

Gesichtsschmerzen sind oft anfallsweise vorkommende, meist sehr starke Schmerzen in definierten Gesichtsarealen. Die am häufigsten vorkommende Art des Gesichtsschmerzes ist die ist **Trigeminusneuralgie**.

Oft bildet sich bei diesen Gesichtsschmerzen ein „**Schmerzgedächtnis**" aus, d.h., der Schmerz kommt unter bestimmten äußeren Bedingungen wieder. Hier finden wir auch jahreszeitliche Häufungen. Äußere pathogene Faktoren, Stressbelastungen, emotionale Hintergründe und auch nicht eruierbare Zustände können Trigger für das Wiederauftreten sein.

Weiterhin können Krankheiten der Zähne und Nebenhöhleninfektionen Gesichtsschmerzen verursachen. Diese sind als Verursacher auszuschließen sowie gegebenenfalls zu sanieren.

Nach meinen Beobachtungen kommen neuerdings Auslöser und Verstärker wie Elektrosmog und häufiges Handytelefonieren, v. a. bei liegenden Amalgamplomben ebenso als Ursachen in Betracht.

Dysbalancen in der Mikronährstoffversorgung verhindern oft eine erfolgreiche Therapie. Hier sind diagnostisch eine Mineralstoffvollblutanalyse und das Prüfen von Vitamin-B-Mangelzuständen anzuraten.

1.2.4 Trigeminusneuralgie

Die Trigeminusneuralgie ist der am häufigsten vorkommende Gesichtsschmerz. Sie ist charakterisiert durch paroxysmale Attacken stärkster Schmerzen entlang dem Verlauf eines oder mehrerer Zweige des Nervus trigeminus, zumeist am maxillaren Ast des Nervs. Sie kann durch Berührung, Essen, Schlucken, Rasieren, Sprechen, Waschen des Gesichts oder Niesen ausgelöst werden. Nicht selten hat ein Anfall keine eruierbare Ursache.

Nach einer Infektion mit Herpes Zoster bleibt oft eine Trigeminusneuralgie zurück.

TCM- bzw. ganzheitliche Betrachtung

In der TCM wird die Neuralgie als Mian Tong, („Gesichtsschmerz"), und Wei Huo („Magen-Feuer") kategorisiert. Mian Tong kann dabei unterteilt werden werden in:

- Stagnation durch den äußeren pathogenen Faktor Wind-Kälte: Obstruktion von Qi und Blut in den Meridianen im Gesicht durch Eindringen der pathogenen Faktoren Wind und Kälte;
- Leber- und Magen-Feuer: Pathogenes Feuer der Leber und des Magens, welches zum Gesicht entlang dem Verlauf der Meridiane emporsteigt;
- Aufsteigendes Yang durch Yin-Mangel: Wenn die Nierenessenz ungenügend ist, kann Wasser das Feuer nicht hemmen und somit das Hochsteigen des Feuers zum Gesicht nicht unterdrücken, was Gesichtsschmerzen verursacht.

WAA-Punktauswahl und Behandlung bei Trigeminusneuralgie

Egal welcher Ast von der Trigeminusneuralgie betroffen ist, das betroffene Gebiet wird hauptsächlich der Zone **Upper 1** zugeordnet. Manchmal kann sie sich bis zur Zone **Upper 2** ausdehnen. Wenn es eine Druckschmerzhaftigkeit am Punkt Tian Zhu (Bl 10) gibt, wird der **Upper 5** hinzugenommen.

WA-Homöosiniatrie

Beide Techniken kommen zum Einsatz. Häufig verwendete Injektionspräparate:

- Fa. Heel: Spigelon, Gelsemium Homaccord, Traumeel S, Mezereum-Homaccord: Trigeminusneuralgien durch Herpes Zoster
- Fa. Sanum: Quentakehl
- Fa. WALA: Aconitum comp., Rhus toxicodendron comp. WALA, Nervus trigeminus Gl
- Fa. Infirmarius: Infi-Colocynthis-Injektion

Begleitende Akupunkturpunkte

- Du 20
- Si Shen Cong
- Lower 2 bds.

Weitere Therapie

- Schmerzöl im Meridianverlauf
- Frequenzanwendung, z. B. Vitalfeld / Vitatec
- Lichttherapie

1.2.5 Zahnschmerzen

Zahnschmerz ist Symptom einer Beteiligung der Pulpa oder der Periodontalmembran als Folge von Karies, Infektion oder Trauma. Im zweiten und dritten Ast des Nervus trigeminus' sind afferente Fasern der Zähne enthalten, der Schmerz kann zu Bereichen des durch diese Nerven versorgten Kopfgebietes ziehen. Weiterhin kann ein erkrankter Zahn im Oberkiefer Kopfschmerz verursachen und gleichzeitig in den ipsilateralen Unterkiefer beträchtliche Schmerzen projizieren. Auch können Symptome der Sinusitis maxillaris als Zahnschmerz im Oberkiefer interpretiert werden.

Die Akupunktur bietet sich hier vor allem zum Behandeln von Zuständen nach erfolgter chirurgischer bzw. zahnheilkundlicher Sanierung an.

WAA-Punktauswahl und Behandlung bei Zahnschmerzen

Der benötigte Akupunkturpunkt wird gemäß der Position des betroffenen Zahns ausgewählt.

Upper 1 der betroffenen Seite wird genadelt bei Zahnschmerz des Schneidezahns und

Eckzahns. **Upper 2** auf der betroffenen Seite wird für Zahnschmerzen der Molaren ausgewählt. Bei beidseitigen Beschwerden werden beide Seiten genadelt.

WA-Homöosiniatrie

Beide Techniken kommen zum Einsatz. Häufig verwendete Injektionspräparate:
- Fa. Heel: Traumeel S
- Fa. Sanum: Notakehl
- Fa. Pflüger: Lactopurum
- Fa. Infirmarius: Infitramex, Infi-Bryonia

Weitere Therapie
- Schmerzöl im Meridianverlauf
- Frequenzanwendung, z. B. Vitalfeld / Vitatec
- Lichttherapie
- Ohrakupunktur

1.3 Schmerzen der Wirbelsäule

1.3.1 HWS- und Cervicobrachialsyndrom

Nackenschmerzen können sowohl von lokalen Strukturen ausgehen als auch von einer weiter entfernten Stelle hergeleitet werden. Im ersten Fall finden wir hauptsächlich Überlastungssyndrome der Muskulatur, Halswirbel-Spondylose sowie Arthritis und Arthrose der HWS.

Die folgende Abhandlung konzentriert sich auf Schmerzen, die von lokalen Strukturen des Halses herrühren, diese können gut mit der WAA behandelt werden.

1.3.2 HWS-Syndrom

Das HWS-Syndrom, auch als „steifer Hals" bezeichnet, ist ein häufiges Leiden. Ursachen sind dauerndes Überstrecken der Halsmuskeln z. B. durch unpassende Schlafposition, muskuläre Beanspruchung und / oder die äußeren Pathogene Kälte und Wind. Die Klinik ist durch Schmerz, Versteifung oder Bewegungseinschränkung des Halses gekennzeichnet. Der Schmerz strahlt gewöhnlich zur ipsilateralen Schulter und dem Oberarm aus.

1.3.3 Schleudertrauma

Der Begriff Schleudertrauma bezeichnet ein plötzliches Flexions-Extensions-Trauma, welches die Wirbelfortsätze, Nervenbögen, Bänder und Gelenke einschließt. Es kann auch die Halsmuskeln betreffen, wie es bei Auffahrunfällen üblich ist, bei denen plötzliche eine große Wucht von hinten einwirkt. Die unmittelbaren Symptome können gering sein, aber nach den Tagen oder sogar Wochen stellen sich Beschwerden wie Einschränkung der Halsbeweglichkeit, Schmerz und Schlafstörungen ein.

1.3.4 Zervikale Spondylopathie

Unter diesem Begriff werden Erkrankungen der Halswirbelsäule eingeordnet, die zur Kompression der Nervenwurzeln, des Rückenmarks oder der Wirbelarterie führen.

Der **akute Bandscheibenvorfall** ist oft das Ergebnis eines Traumas. Das Hauptsymptom ist starker Schmerz, der häufig zu Immobilisierung des Halses führt sowie Ausstrahlungen des Schmerzes zum ipsilateralen Arm mit Taubheit und Mißempfindungen im Verlauf der beteiligten Nervenwurzel.

Die **chronische HWS-Spondylopathie** entwickelt sich gewöhnlich degenerativ mit spondylotischen Wirbelkörperveränderungen und degenerativer Bandscheibenabnützung. Ein Patient mit chronischer Halswirbel-Spondylarthrose hat häufig in der Anamnese ein Halstrauma, Überbeanspruchung oder ist über 40 Jahre alt. Die Symptome sind dem akuten Diskusprolaps im Allgemeinen ähnlich, anfallsweise können sie so stark sein, dass der Betroffene seine normalen Tätigkeiten nicht ausüben kann. Zusätzliche Symptome sind Schwindel, Übelkeit, Taubheit der Finger und Schmerzen im vorderen Brustgebiet.

WAA-Punktauswahl und Behandlung bei HWS-Syndrom

Die Punkte für das HWS Syndrom werden gemäß der Position der Symptome in Kombination mit den pathogenen Faktoren ausgewählt. Die Lokalisation von druckschmerzhaften Punkten kann helfen, die Auswahl der Akupunkturpunkte zu bestimmen.

Für den Schmerz im Hinterhauptgebiet, dem Gebiet entlang den Dornfortsätzen der Halswirbel und der seitlichen Grenze des Musculus trapezius wird **Upper 6** ausgewählt.

Für Schmerzen im postero-lateralen Bereich des Halses, der Fossa supraclavicularis und Druckschmerzhaftigkeit an Gb 21 wird **Upper 5** ausgewählt.

Für Schmerz entlang des seitlichen Bereiches des Halses und der Trapezius-Grenze der Schulter wird **Upper 4** ausgewählt.

WA-Homöosiniatrie

Beide Techniken kommen zum Einsatz. Häufig verwendete Injektionspräparate:

- Fa. Heel: Traumeel S, Zeel, Spascupreel
- Fa. Wala: Disci comp. cum Aesculo , Disci comp. cum Argento, Disci comp. cum Auro, Disci comp. cum Nicotiana, Disci comp. cum Pulsatilla, Disci comp. cum Stanno, Disci comp. cum Stibio, Disci / Rhus toxicodendron comp
- Fa. Infirmarius: Infi Para H-B, Infitramex
- Fa. Sanum: Sanuvis, Mucokehl, Quentakehl

Begleitende Akupunkturpunkte

- Du 20
- Du 14
- Bl 10
- Gb 21

Weitere Therapie

- Sanfte Schröpfkopfmassage des Blasenmeridians und des Schultergürtels
- Schmerzöl im Meridianverlauf
- Frequenzanwendung, z. B. Vitalfeld / Vitatec
- Lichttherapie
- Osteopathie
- Balneotherapie, Moorauflagen
- Wärmetherapie

1.3.5 LWS-Schmerzen und Lumboischialgie

Man unterscheidet vier Typen:

1. Lokaler Schmerz – oft verursacht durch Zerrungen von Muskeln und Bändern, aber auch durch Tumore möglich.
2. Fortgeleiteter Schmerz – durch Krankheiten der LWS, im Becken und Unterleib wie Prostatitis, Beckenentzündung, Nierensteine und sogar Aortenaneurysmen.
3. Radikulärer oder „Wurzelschmerz" – bei Diskushernie oder Diskusprotusion.
4. Schmerz durch Muskelverspannungen – kann mit vielen Funktionsstörungen der Wirbelsäule oder des chronisch erhöhten Tonus' der Muskeln vergesellschaftet sein.

Klinisch finden sich Schmerzzustände des unteren Rückens bei Patienten mit Lumbago, rheumatischen entzündlichen Funktionsstörungen, degenerativen Leiden der Wirbelsäule sowie Osteoporose.

Es folgt eine Aufzählung der Krankheitsbilder, die erfolgreich mittels WAA behandelt oder begleitend mitbehandelt werden können.

1.3.6 Lumbago

Lumbago ist das häufigste Krankheitsbild des unteren Rückens und wird durch Trauma oder Fehlhaltung mit muskulären Dysbalancen verursacht. Die Lumbago kann akut, subakut oder chronisch sein.

Die akute Lumbago folgt auf ein akutes Trauma, der Schmerz ist sehr stark, über den ganzen unteren Rücken großflächig lokalisiert und geht oft mit Verspannungen der paravertebralen Muskulatur einher. Jede Bewegung ist schmerzhaft und verschlimmert die Verkrampfungen.

Die chronische Lumbago kommt häufig ohne ein initiales Trauma vor. Symptome: Schmerzen besonders beim Bücken und Aufrichten, Verschlechterung durch Wetterwechsel und Besserung durch Ruhe.

1.3.7 Discusprolaps

Bandscheibenvorfälle kommen öfter bei Berufen mit häufigen Heben und Bücken vor. Weil das hintere Längsband im **Lendengebiet** stärker ist, tendieren die Bandscheiben dazu, in postero-lateraler Richtung hervorzutreten und üben dann Kompression auf die Nervenwurzeln aus.

Die anfängliche Beschwerde ist meist ein **dumpfer Schmerz** mit allmählicher Verschlimmerung. Charakteristischerweise wird der Schmerz durch Belastung oder Anstrengung verschlechtert und verschlimmert sich auch durch Niesen und Husten. Das Liegen auf der nicht betroffenen Seite mit Beugung des schmerzhaften Beines erleichtert gewöhnlich den Schmerz. Häufig gibt es eine reflektorische **Verkrampfung** der paravertebralen Muskulatur, was den Schmerz verstärkt und den Patienten in eine Schonhaltung zwingt. Nach einiger Zeit beginnt der Schmerz in Gesäß, Schenkel und Bein der betroffenen Seite zu ziehen. Dies wird gewöhnlich als „**Ischias**“ bezeichnet. Dies wird häufig durch

Taubheit und Prickeln begleitet, was in den Fuß ausstrahlt. Schließlich kann es zu Verlust der Sensibilität, zu Muskelschwäche und zur Beeinträchtigung von Reflexen kommen.

1.3.8 Ischiassyndrom

Das Ischiassyndrom kann in zwei Haupttypen eingeteilt werden:

Der primäre Typ der Ischialgie wird einer abakteriellen Ischiasnervenentzündung zugeordnet. Sie wird durch plötzlichen, paroxysmalen Schmerz charakterisiert, der brennend und scharf ist und sich an Gesäß oder Hüfte beginnend nach unten ausbreitet.

Die sekundäre Ischialgie wird durch den Druck auf eine dorsale und / oder eine ventrale Nervenwurzel verursacht, bei postero-lateralem Vorfall einer Bandscheibe. Der sekundäre Ischias wird durch langsamen Beginn gekennzeichnet. Der Schmerz wird häufig durch Husten, Niesen und Beugen verschlimmert.

WAA-Punktauswahl und Behandlung des unteren Rückens

Hauptpunkte LWS: **Lower 5, Lower 6**

Die Punktauswahl richtet sich auch hier nach der Lage der Symptome. Schmerzpunkte helfen, die Gebiete zu bestimmen, an der die Krankheiten liegen. Für Schmerzen um die Medianlinie des LWS-Gebiets und des Steißbeins verwenden wir **Lower 6** als Akupunkturpunkt. Verwenden Sie den **Lower 6 einseitig,** wenn sich das Schmerzgebiet in der Nähe, also neben dem Du-Meridian (hintere Medianlinie) befindet.

Wenn der Schmerz genau auf dem Du-Meridian liegt, sollte der **Lower 6 bilateral** ausgewählt werden. Für weiter außen liegende Schmerzen verwenden wir **Lower 5.**

Die **Embedded-Needle-Technique** kann angewandt werden, um die Dauer der Behandlung zu verlängern und die Wirksamkeit zu steigern. Die Nadeln sollen spätestens am nächsten Tag entfernt werden.

WA-Homöosiniatrie

Häufig verwendete Injektionspräparate:

- Fa. Heel: Traumeel S, Zeel, Spascupreel

- Fa. Wala: Disci comp. cum Aesculo , Disci comp. cum Argento, Disci comp. cum Auro, Disci comp. cum Nicotiana, Disci comp. cum Pulsatilla, Disci comp. cum Stanno, Disci comp. cum Stibio, Disci / Rhus toxicodendron comp
- Fa. Infirmarius: Infi Para L-B, Infitramex
- Fa. Sanum: Sanuvis, Mucokehl, Notakehl

Weitere Therapie
Wichtig: Der gesamte Vitamin-B-Komplex wirkt besonders gut auf die Schmerzzustände der Wirbelsäule. Bitte verwenden Sie Präparate mit einem Komplex aus acht B-Vitaminen.

Weiterhin:
- Schröpfkopfmassage des Blasenmeridians
- Schmerzöl im Meridianverlauf
- Frequenzanwendung, z. B. Vitalfeld / Vitatec
- Lichttherapie
- Osteopathie
- Balneotherapie
- Wärmetherapie
- Schröpftherapie
- Moxabehandlung

Die WAA hat eine bemerkenswerte Wirkung auf akute LWS-Beschwerden. Der Patient kann innerhalb von ein bis drei Behandlungen völlig Beschwerdefrei sein. Sie ist auch bei primärer Ischialgie und anderen funktionellen Rückenschmerzen hilfreich.

1.4 Beschwerden im Bereich der Extremitäten

1.4.1 Beschwerden der Schulter

Schulterschmerzen können sich aus unterschiedlichen Äthiologien heraus entwickeln. Die periartikulären Weichteilstrukturen – Synovialmembranen, Sehnen und Muskeln, Bursae, allgemein die gesamte Rotatorenmanschette, sind Verletzungen und Entzündung unterworfen. Rheumatische Krankheiten kommen ebenfalls häufig vor. Weiterhin können Beschwerden der inneren Organe fortgeleitete Schmerzen auf die Schulter projizieren. Die folgende Abhandlung wird sich auf die von den lokalen Ursachen der Schulter hervorgerufenen Schmerzformen konzentrieren.

1.4.2 Kalkschulter

Die Kalkschulter ist eine häufige Ursache von Schulterschmerzen. Mineralablagerungen in den sehnigen Strukturen können Schleimbeutelentzündungen und Verschleiß erzeugen. Dies kommt meist durch Verletzung oder Überlastung aufgrund Arbeit oder Sport und Exposition von Kälte vor. Die Kalkschulter ist häufig ab dem mittleren Alter zu beobachten. Hauptsymptome sind akuter persistierender Schmerz der Schulter mit Ausstrahlung in Arm und Nacken sowie Einschränkung der Beweglichkeit.

Anhaltend einseitige Position oder monotone Bewegungen verschlimmern meist den Schmerz. Die akuten Entzündungszeichen können innerhalb einer Woche abklingen, es kann aber ebenso eine subakute Rotatorenmanschetten-Tendinitis persistieren.

1.4.3 Entzündung der Supraspinatussehne

Sie wird überlastungsbedingt durch häufiges Heben des Oberarms oder unfallbedingte Verletzungen verursacht. Degenerative Veränderungen der Sehne und Bildung von Kalzifikationen können im fortgeschrittenen Stadium vorkommen. Klinisch finden wir Schmerzen an der Schulterspitze und Druckschmerzhaftigkeit am Musculus supraspinosus. Die aktive Abduktion der Schulter verursacht Schmerz, besonders im Bereich zwischen 60°–120°.

1.4.4 Subakromiale Bursitis

Die subakromiale Bursitis ist häufig mit einer Supraspinatussehnen-Tendinitis vergesellschaftet. Der Patient klagt über Schmerzen im lateralen Anteil der Schulter und zeigt eine lokale Druckschmerzhaftigkeit. Abduktion und rückwärts gerichtete Extension des Arms verursachen Schmerzen.

1.4.5 Bizepstendinitis

Die Bizepstendinitis, die oft bei älteren Menschen vorkommt, ist eine reaktive Entzündung und entsteht durch degenerative Veränderungen der Sehne und des Sehnenbettes. Der Patient klagt über Schmerz am vorderen Teil der Schulter und zeigt lokale Druckschmerzhaftigkeit beim Betasten der Bizepsrinne des Humerus'. Abduktion, Innenrotation sowie Beugen und Strecken des Ellbogens gegen Widerstand können Schmerz auslösen.

1.4.6 Rotatorenmanschettenruptur

Außer nach Unfällen entstehen nach schwerer Arbeit, Sport oder Verletzungen bei degenerativen Veränderungen der Rotatorenmanschette vielfach Sehneneinrisse. Dies kommt oft bei Personen ab dem mittleren Alter vor. Der Patient klagt über Schmerz am vorderen Schulterbereich oder Schmerzen in der ganzen Schulter und zeigt eine Druckschmerzhaftigkeit beim Abtasten unter der Spitze des Processus coracoideus. Die Abduktion des Arms ist eingeschränkt und schmerzhaft. Die WAA-Behandlung erfolgt hier in der Regel nach der chirurgischen Versorgung.

TCM- bzw. ganzheitliche Betrachtung

In der TCM wird die schmerzhafte Schulter Jian Ning („eingefrorene Schulter") und auch Wu Shi Jian („Schulter der 50-Jährigen") genannt, da sie häufig bei Patienten im Alter über 50 Jahren vorkommt.

Der bei uns „Frozen Shoulder" genannte Befund wird größtenteils durch den inneren Mangel an Qi und Blut und auch durch die Kombination mit äußeren pathogenen Faktoren verursacht, z. B. das Eindringen von Wind-Kälte, durch Trauma oder durch Überlastung. Es kommt zu einer Stagnation von Qi und Blut in den Meridianen und zur ungenügenden Ernährung von Sehnen und Muskeln.

WAA-Punktauswahl und Behandlung der Schulter

Die Punkte werden gemäß der Position des Schmerzes und der Druckschmerzhaftigkeit ausgewählt.

- Für Patienten mit Schmerz an der Spitze und / oder den vorderen Bereich der Schulter und Druckschmerzhaftigkeit beim Processus coracoideus und der Bizepsrinne des Humerus, wird **Upper 4** oder **Upper 4 und Upper 5** verwendet.
- Für Patienten mit Schmerzen im vorderen Bereich der Schulter und Druckdolenzen an der vorderen Grenze des Deltamuskels zum Musculus pectoralis werden **Upper 2** oder **Upper 2 und Upper 3** verwendet.
- Für Patienten mit Schmerzen im seitlichen und hinteren Bereich der Schulter, und Druckschmerzhaftigkeit auf der hinteren Grenze des Deltamuskels und der Sehne des Musculus supraspinous' werden **Upper 5** oder **Upper 5 und Upper 6** verwendet.

Der Patient wird angewiesen, den kranken Arm während der Behandlung zu beüben.

WA-Homöosiniatrie

Es wurde bereits hervorragende Wirkverstärkung durch den Einsatz unten genannter Medikamente, wenn möglich nach Austestung, erreicht. **Upper 5** und **Upper 4** bieten sich gut zur Vorabakupunktur an. Bitte beachten Sie die Verläufe der dort liegenden Venen, im Zweifelsfall punktieren Sie etwas weiter proximal. Als Akupunkturpunkt, der ebenfalls homöosiniatrisch mitbehandelt werden sollte, ist Du 14, Da Zhui, zu nennen. Bei ödematöser Verquellung in diesem Bereich hat sich eine blutige Schröpfung als Erstbehandlung bewährt. Weitere Behandlungen dieses Punktes erst nach Resorption und Abheilung der Stichstellen.

Beide Techniken kommen zum Einsatz. Häufig verwendete Injektionspräparate:
- Fa. WALA: Articulatio humeri bovis Gl, Musculus deltoideus-Komplex bovis Gl
- Fa. Pflüger: Ledum HM Inj.
- Fa. Heel: Zeel P / comp. N, Traumeel S, Discus comp., Neuralgo-Rheum-Injeel
- Fa. Infirmarius: Infitramex, Infi Para H

Begleitende Akupunkturpunkte
- Du 14
- Gb 21

1.5 Bursitis im Allgemeinen

Bursae sind kleine, synoviale, flüssigkeitsgefüllte Säcke, die zwischen Sehnen und Knochen liegen um die entstehende Reibung zwischen gegenüberliegenden Muskeln oder Sehnen zu reduzieren. Obwohl der menschliche Körper etwa 150 Bursae hat, sind nur einige davon Ursachen für Beschwerden. Überreizung, Überbeanspruchung oder Verletzungen eines Gelenks können eine Entzündung einer Bursa verursachen. Schultern, Ellbogen, Handgelenke, Hände, Hüften, Knie, Fersen und die Basis der großen Zehe sind am häufigsten betroffen. Die primären Symptome sind Schmerz und im oder um das betroffene Gelenk Bewegungseinschränkung durch die begleitende Schwellung.

TCM- bzw. ganzheitliche Betrachtung

In der TCM gehört die Bursitis zur Kategorie des Bi-Syndroms.

Der innere pathogene Faktor, der zu Schwäche und Veränderung von Sehnen und Knochen führt, entsteht aus einem Mangel an Qi. Der zugehörige äußere pathogene Faktor entspricht Nässe-Kälte, was durch die schwache Körperverfassung oder sogar einfache Verletzungen dazu führen kann, dass es zu einer Stase von Qi und Blut kommt und dadurch eine Meridianblockade entsteht.

WAA-Punktauswahl und Behandlung bei Bursitis

Entsprechend der Lage des betroffenen Gebiets und des druckschmerzhaften Areals wird nur die betroffene Seite genadelt. Die Spitze der Nadel zeigt zum betroffenen Ort. Beispiel: Zur Behandlung der trochanteren Bursitis wird **Lower 5** mit Spitze nach proximal verwendet.

WA-Homöosiniatrie

Beide Techniken kommen zum Einsatz. Häufig verwendete Injektionspräparate:

- Fa. Heel: Traumeel S, Zeel, Apis Homaccord
- Fa. Infirmarius: Infitramex
- Fa. Sanum: Sanuvis, Mucokehl, Notakehl
- Fa. WALA: Bryonia / Stannum

1.6 Epicondylitis

Die Epicondylitis humeri radialis, auch bezeichnet als Tennisellenbogen, bezeichnet eine aseptische Entzündung des äußeren Epicondylus des Oberarmknochens, des Radiusköpfchens und der Bursa humeroradialis. Sie wird oft bei Tennisspielern mit übermäßiger Rotation des Unterarms beobachtet.

Klinisch imponiert ein Schmerz in der antero-lateralen Seite des betroffenen Ellbogengelenks, besonders beim Ballen der Faust oder Rotation des Unterarms. Der Griff kann kraftlos sein. Verlust des Bewegungsumfangs ist meist nicht zu beklagen.

TCM- bzw. ganzheitliche Betrachtung

In der TCM gehört die Tendinitis zur Kategorie Tong Bi („schmerzhaftes Bi-Syndrom"). Überlastung schädigt Qi und Blut und führt zum Missverhältnis der Sehne und des Gleitgewebes im betroffenen Gebiet. Der Tennisellbogen wird auch Zhou Lao („Überanstrengung des Ellbogens") oder Zhou Bi („schmerzhafter Ellbogen") genannt.

WAA-Punktauswahl und Behandlung bei Epicondylitis

Für den Tennisellbogen werden **Upper 5** oder **Upper 4 und Upper 5** verwendet. Die Spitze der Nadel zeigt zum Ellbogen.

WA-Homöosiniatrie

Beide Techniken kommen zum Einsatz. Häufig verwendete Injektionspräparate:
- Fa. Heel: Traumeel S, Zeel
- Fa. Infirmarius: Infitramex
- Fa. Sanum: Sanuvis, Mucokehl, Notakehl

Weitere Therapie
- Schmerzöl im Meridianverlauf
- Frequenzanwendung, z. B. Vitalfeld / Vitatec
- Lichttherapie
- Akupunkturpflaster lokal (siehe S. 51)
- Lokale Injektionstherapie

1.7 Karpaltunnelsyndrom / CTS

Das Karpaltunnelsyndrom ist eine Kompression des Nervus medianus an der Durchtrittsstelle unter dem *Ligamentum carpi transversum* am Handgelenk. Die Ursache kann eine Entzündung der angrenzenden Beugesehnen und ihrer Scheiden sein.

TCM- bzw. ganzheitliche Betrachtung

Das Karpaltunnelsyndrom kann als Bi-Syndrom („Einengungssyndrom") oder Ma Mu („Taubheit") betrachtet werden. Die pathogenen Faktoren umfassen Eindringen von Wind, Kälte und Nässe in Sehnen und Bänder. Es kommt häufig bei Patienten vor, die sich wiederholende, monotone Arbeiten mit den Händen durchführen, jedoch auch bei ungewohnter Belastung oder nach Traumata. Dies kann zu Schäden der Sehnen und der Meridiane führen.

WAA-Punktauswahl und Behandlung bei CTS

Die Punkt-Auswahl ist entsprechend der Symptomatik die durch die Einengung des N. medianus entsteht, zu treffen. **Upper 2** und **Upper 3** werden häufig verwendet, wobei die Nadelspitze distal zu den Fingern zeigt.

WA-Homöosiniatrie

Meist wird die direkte Technik verwendet, da die Vorabakupunktur beim Punkt Upper 2 problematisch ist. Häufig verwendete Injektionspräparate:

- Fa. Heel: Traumeel S, Zeel, Apis-Homaccord Amp.
- Fa. Infirmarius: Infitramex
- Fa. Sanum: Sanuvis, Mucokehl, Notakehl

Weitere Therapie

- Lichttherapie
- Akupunkturpflaster lokal
- Lokale Injektionstherapie (Mucokehl D5 Ampullen, Goldampullen Bock)

1.8 Knieverletzungen: Bänder, Sehnen, Meniskus

Distorsionen und andere Traumata des Knies sind häufig. Bei leichten Fällen gibt es minimale Faserrisse, Schwellung, Schmerz und Funktionsstörung. In schweren Fällen kann es bei Kniegelenksdistorsionen zu Rupturen von Kreuzbändern und Menisken mit Einblutungen, Schwellung und Gelenkinstabilität kommen. Die WAA bietet sich hier als Begleitbehandlung an.

WAA-Punktauswahl und Behandlung bei Knieverletzungen

Die Punktauswahl richtet sich nach den Symptomen und dem Ort der Verletzung. Für Zerrungen des Innenbands des Knies mit Druckschmerzhaftigkeit unterhalb des Knies kann **Lower 2** oder **Lower 2 und 3** derselben Seite verwendet werden. Die Spitze der Nadel sollte zum Knie zeigen.

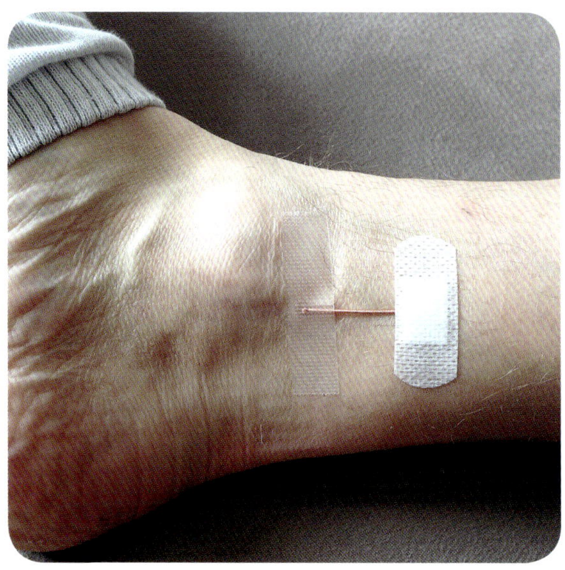

Nadelung des Lower 2 re. in der „embedded technique"

Für Beschwerden im Bereich des Patellarsehenansatzes verwendet man **Lower 4**, Verletzungen des lateralen Kompartimentes und des Lig. coll. fibulare sowie der lateralen Muskelansätze proximal und distal sind der Behandlung mit **Lower 5** zugänglich.

WA-Homöosiniatrie

Beide Techniken kommen zum Einsatz. Setzen Sie die WA-Homöosiniatrie beim Punkt Lower 3 mit Bedacht ein. Häufig verwendete Injektionspräparate:

- Fa. Heel: Traumeel S, Zeel, Discus comp.
- Fa. Infirmarius: Infitramex
- Fa. Sanum: Sanuvis, Mucokehl, Notakehl

Weitere Therapie

- Lichttherapie
- Akupunkturpflaster lokal, Akutape
- Lokale Injektionstherapie

1.8.1 Schmerz im Bereich des Fußes

Ursachen für Schmerzen im Bereich des Fußes sind oft Fersensporn, Bursitis am Calcaneus, Tarsaltunnelsyndrom, Plantarfasziitis und verschiedene Formen der Arthritis.

TCM- bzw. ganzheitliche Betrachtung

Aus Betrachtung der TCM wird der Fußschmerz gewöhnlich durch einen Qi-Mangel von Niere und Leber verursacht, was zu ungenügender Ernährung der Knochen und der Sehnen des Fußes führt. Es heißt, dass die Niere die Essenz des Lebens bereitstellt, die die Knochen versorgt. Wenn die Essenz der Niere im Alter abnimmt, kann der Knochen nicht ausreichend genährt werden. Es wird auch geschrieben: Die Insuffizienz des Leber Qi und des Blutes verursacht eine Unterversorgung der Sehnen. Dies begünstigt degenerative und entzündliche Veränderungen an der Unterseite des Fußes. Verletzungen und Überanstrengung können weiterhin zu einer Stase von Qi und Blut führen, die der Reihe nach die Meridiane des Fußes verlegen, was zu Fußschmerz führt.

WAA-Punktauswahl und Behandlung am Fuß

Für Schmerz im Gebiet der **Ferse** wird **Lower 1** der jeweiligen Seite benutzt. Für Schmerzen im vorderen Bereich des **Fußballens** wird **Lower 6** verwendet. Die Spitze der Nadel zeigt dabei immer distal. Siehe auch hierzu die Zonenzuordnung der Fußsohle.

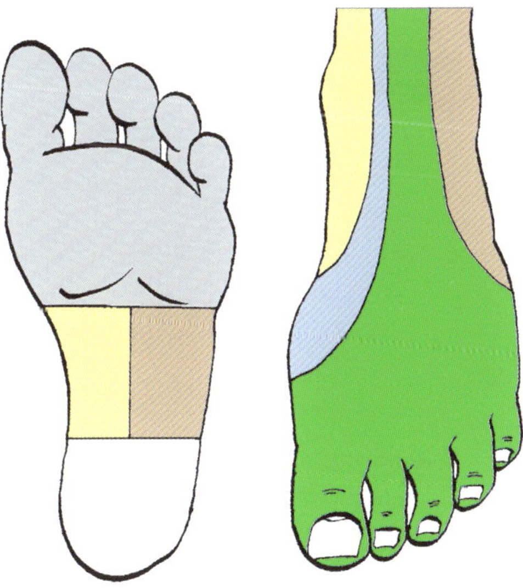

WA-Homöosiniatrie

Beide Techniken kommen zum Einsatz. Häufig verwendete Injektionspräparate:

- Fa. Heel: Traumeel S, Zeel
- Fa. Infirmarius: Infitramex
- Fa. Sanum: Sanuvis – Mucokehl – Notakehl

Kommentar zur WAA-Behandlung von Fußschmerzen

Ein Paradebeispiel für die Wirksamkeit der WAA ist die Behandlung des „röntgennegativen" Fersenschmerzes im Sinne einer Plantarfasciitis. Die Verwendung von Lower 1 nach distal in der embedded technique schafft oft Abhilfe mit nur einer Anwendung! Die WAA stellt somit eine wesentliche Erweiterung der Behandlungsoptionen dar.

1.9 Schmerzen im Gebiet des Brustkorbs

Es gibt eine Vielzahl an Krankheiten, die Schmerzen im Gebiet des Brustkorbes verursachen können. Wichtig ist eine exakte schulmedizinische Abklärung. Komplexe **Schmerzsyndrome** im Gebiet der Brustwand sprechen oft sehr gut auf die Behandlung mittels WAA an. Das folgende Kapitel wird sich auf diese Indikationen konzentrieren.

1.9.1 Intercostalneuralgie

Die Intercostalneuralgie ist charakterisiert durch Schmerzen in Gebieten, die durch einen oder mehrere Zwischenrippennerven versorgt werden. Sie wird hauptsächlich durch Krankheiten der Brustorgane wie Pleuritis und Lungenentzündung oder durch Rippenbrüche, Quetschung der Brustwand oder anderen Thoraxtraumata ausgelöst. Funktionsstörungen der Wirbelsäule wie Skoliose und Arthritis der Wirbelkörper können ebenfalls eine Zwischenrippenneuralgie verursachen. Aber auch Tumore im Brustgebiet können die Nervenwurzeln einengen und die Symptome verursachen. Die Post-Zoster-Neuralgie ist eine weitere häufige Ursache.

WAA-Punktauswahl und Behandlung im Thoraxgebiet

Punktauswahl gemäß der Position des betroffenen Gebiets und der druckschmerzhaften Punkte.

WA-Homöosiniatrie

Beide Techniken kommen zum Einsatz. Häufig verwendete Injektionspräparate:

- Fa. Heel: Colocynthis-Homaccord, Spascupreel, Traumeel S
- Fa. Infirmarius: Infi-Para H Injektion
- Fa. Sanum: Albicansan, Notakehl
- Fa. WALA: Aconitum comp., Apis/Arnica, Apis Belladonna Inject, Apis/Levisticum I, Disci/Rhus toxicodendron comp, Rhus toxicodendron comp., Solum Inject,

Weitere Therapie

- Orthomolekulare Substitution von Magnesium und eventuell Kalium nach Vollblutanalyse
- Schmerzöl
- Wärmetherapie: Wärmelampe oder Moxa
- Homöopathie
- Elektrotherapie; Vitalfeld
- Lichttherapie, z. B. Optisan
- Akutape

1.10 Generalisierte Schmerzen

1.10.1 Fibromyalgie

Die Fibromyalgie ist durch chronischen, überall im Körper verbreiteten Schmerz in verschiedenen Stärkegraden sowie mit tiefer Erschöpfung des Patienten über mehr als drei Monate hinaus charakterisiert. Die Diagnose wird durch die positive Testung von mindestens 11 von 18 spezifisch druckschmerzhaften Stellen durch Abtasten mit einem Druck von ca. 4 kg bestätigt.

90 % der Patienten leiden unter Morgensteifigkeit und Schlafstörungen. Weitere Symptome sind unter anderem: Reizdarmsyndrom, Spannungskopfschmerz, subjektive Schwellung und Taubheit oder Prickeln und andere Dys- und Parästhesien in den Extremitäten. Die Symptome können schlimmer werden durch Kälte, körperliche Tätigkeiten unter Stress und bei Übermüdung.

TCM- bzw. ganzheitliche Betrachtung

Beruhend auf den Symptomen der Fibromyalgie klassifiziert die TCM die Erkrankung als eine Art des Bi-Syndroms, genannt Muskel-Bi („Ji Bi"). Diese Krankheit ist assoziiert mit Anhäufung von Wind, Kälte und Nässe im Körper.

Klinisch gibt es zwei Typen

1. Anhäufung von Feuchtigkeit und Schleim: Innere Verletzungen durch emotionale Störungen, führen zur Ansammlung von Schleim (Tan Yin). Dieser verbreitet sich entlang der Meridiane und Kollateralen.

Klinik: Multiple druckschmerzhafte Punkte überall am Körper mit dem Gefühl der Schwere und Taubheit, es gibt Schwellungen von bestimmten betroffenen Gebieten, Spannung im Abdomen, Verstopfung oder Diarrhö.

Hinweis zur Diagnose: Die Zunge ist mit weißlichem oder fahlgrauem Belag bedeckt. Der Puls ist schlüpfrig.

2. Leber-Qi-Stase durch Qi-Mangel: Die Leber ist für den sanften Fluss des Qi verantwortlich. Eine emotionale Beeinträchtigung ist vergesellschaftet mit einem Mangel an Qi und Blut was wiederum zu einem trägen Fluss von Qi und Blut führt. Wenn die Meridiane nicht völlig mit Qi und Blut gefüllt sind, werden sie empfindlicher für das Eindringen von äußeren Pathogenen wie Wind, Nässe und Kälte, was dann zum Bi-Syndrom führen kann.

Gemäß TCM liegt die Wurzel der Erschöpfung in der Leber („Gan Zhe Pi Ji Zhi Ben"). So ist dieser Typ von Patienten immer mit Müdigkeit und Erschöpfung behaftet. Außerdem kann sich die Stagnation von Qi zu Feuer wandeln und aufwärts steigen, um das Herz-Shen zu schädigen, was wiederum Schlaflosigkeit verursacht.

Klinische Zeichen: Multiple druckschmerzhafte Punkte überall am Körper. Die Stärke des Schmerzes ist mit den Emotionen verknüpft. Die Patienten werden gewöhnlich von Erschöpfung, Kopfschmerz und Schlaflosigkeit heimgesucht.

Falsche Behandlung dieses Typs des Muskel-Bi's führt oft zu Depressionen!

Hinweis zur Diagnose: Die Zunge ist blass und mit dem weißen Belag bedeckt. Der Puls ist gewöhnlich tief, fadenförmig und drahtig oder tief und fadenförmig.

WAA-Punktauswahl und Behandlung bei Fibromyalgie

Wir verwenden **WAA RL**[1] als Hauptpunkt, weil die Fibromyalgie häufig mit psychischen Komponenten vergesellschaftet ist. Wir wählen zusätzliche auf den Zonen basierende WAA-Punkte aus, an denen die schmerzhaftesten Stellen liegen. Denken Sie dabei an den Grundsatz: Weniger Nadeln sind besser!

Upper 5 und Lower 4 werden häufig verwendet. Die Behandlung wird in der Regel zweimal pro Woche (zehn Behandlungen = ein Block) empfohlen (auch wenn die „embedded technique" verwendet wird; Anm. d. Verf.).

WA-Homöosiniatrie

Beide Techniken kommen zum Einsatz. Häufig verwendete Injektionspräparate:

- Fa. Heel: Traumeel S, Zeel, Spascupreel je nach Indikation oder Austestung
- Fa. Infirmarius: Infitramex, InfiDys-Injektion, Infi-China, Infi-Colocynthis
- Fa. Sanum: Sanuvis, Mucokehl, Notakehl, Mucedokehl, Citrokehl
- Fa. WALA: Apis/Levisticum I, Betula/Arnica comp., Rhus toxicodendron comp.

Weitere Therapie

- Orthomolekulare Substitution von Magnesium und eventuell Kalium nach Vollblutanalyse
- Schmerzöl im Meridianverlauf und am Locus dolendi
- Wärmetherapie: Wärmelampe oder Moxa auf verspannte Muskeln
- Psychologische Betreuung und Stressmanagement
- Schröpfkopfmassage des inneren und äußeren Blasenmeridians
- Elektrotherapie; Vitalfeld
- Chelattherapie (Detoxifikation)
- Akutaping

2. Allgemeinerkrankungen

In diesem Kapitel werden vor allem Krankheitsbilder besprochen, die erfahrungsgemäß gut auf die Behandlung mittels WAA ansprechen. Falls Sie sich über die Auswahl wundern: Einige Erkrankungen wurden dabei von den Entdeckern der Methode besonders ausführlich in der Klinik beforscht. Selbstverständlich lohnt ein Behandlungsversuch auch oft bei nicht aufgeführten Beschwerdebildern. Die aufgeführte TCM-Betrachtung bringt hier eine vom westlichen Denken abweichende Betrachtungsweise in die Diskussion, setzt aber Grundkenntnisse der TCM-Energetik voraus (siehe Teil VI).

2.1 Beschwerden im Bereich des Abdomens

2.1.1 Diarrhö

TCM- bzw. ganzheitliche Betrachtung

Gemäß TCM wird v.a. die chronische Diarrhö ausgelöst durch:
1. verringerte Funktion der Milz und des Magens
2. einem Mangel an Nieren-Yang oder
3. Leber-Qi attackiert die Milz

Zu 1. Ersteres ist durch ungeformte Stühle mit unverdautem Essen, Abnahme des Appetits, blässlichem Teint und Antriebslosigkeit gekennzeichnet. Nach dem Verzehr von fetten oder rohen Speisen kommt es zu vermehrtem Stuhlgang.

Zu 2. Chronische Diarrhö durch Nieren-Yang-Mangel wird durch „Diarrhö vor der Morgendämmerung" mit Unterleibskrämpfen charakterisiert, welche nach der Darmentleerung wieder besser werden. Begleitsymptome dieser Diarrhö sind kalte Gliedmaßen, Schwäche und Wundheitsgefühl des Rückens und der Knie.

Zu 3. Infolge eines „Angriffs der Milz durch die Leber" kommt es zu wiederholten Durchfällen nach emotionalen Belastungen. Dies wird von Beklemmungen im Brustkorb und Schmerzen im Oberbauch begleitet.

WAA-Punktauswahl und Behandlung bei Beschwerden des Abdomens

Der Punkt **Lower 1** sollte **beidseits** verwendet werden. Der Punkt **Lower 2** rechts beeinflusst Leber, **Lower 2** links die Milzfunktion. Bewährt hat sich die homöosiniatrische

Mitbehandlung der Punkte am Ren Mai (siehe unten).

WA-Homöosiniatrie

Beide Techniken kommen zum Einsatz. Häufig verwendete Injektionspräparate:

- Fa. Heel: Spascupreel, Momordica compositum, Mucosa compositum
- Fa. Infirmarius: Infi-Atropinum-Injektion, Infi-Carduus-Injektion N
- Fa. Sanum: Sanuvis – Mucokehl – Notakehl
- Fa. WALA: Quarz, D8 – 30 Amp.

Begleitende Akupunkturpunkte

- Ren 6
- Ren 4
- Ren 12

2.1.2 Obstipation

TCM- bzw. ganzheitliche Betrachtung

Gemäß TCM wird Verstopfung als **Mi Jie** („Stagnation und Erstarrung"), **Pi Yue** („Hemmung der Milz"), **Zao Shi** („trockene Faezes") bezeichnet.

Im Nei Jing heißt es, dass Wasser und Speisen im Magen verarbeitet und zu Abfall reduziert werden, der nach unten in den Dickdarm geleitet wird. Der Dickdarm dient zur Eliminierung des Wassers. Eine Funktionsstörung kann zu Änderungen des Stuhls führen. Zum Beispiel verbraucht ein Überschuss an Hitze Flüssigkeiten des Dickdarms, trocknet den Darm aus und führt so zu Verstopfung; Qi-Mangel verschlechtert die Transportfunktion des Dickdarms, und führt so zu einer erschwerten Darmentleerung.

Die Verstopfung wird in zwei Hauptkategorien eingeteilt: **Exzesstyp** und **Mangeltyp**. Der Exzess schließt Hitze-Mi („Hitze Stagnation") und Qi Mi („Stagnation des Qi") ein. Der Mangel beinhaltet den Mangel an Qi, den Mangel an Blut und den Yang-Mangel.

WAA-Punktauswahl und Behandlung Obstipation

Das Rektum gehört zum unteren Teil der hinteren Medianlinie, deshalb wird **Lower 6 bilateral** ausgewählt. Wenn Druckschmerzhaftigkeit am Unterbauch begleitend auftritt, nimmt man Lower 1 oder 2 dazu.

WA-Homöosiniatrie

Beide Techniken kommen zum Einsatz. Häufig verwendete Injektionspräparate:

- Fa. Heel: Traumeel S, Nux vomica-Homaccord, Mucosa compositum, Hepar compositum N
- Fa. Infirmarius: Infi-Condurango-Injektion N
- Fa. WALA: Aquilinum comp., Carduus marianus/Oxalis

Begleitende Akupunkturpunkte

- Ren 6
- Ren 4

2.2 Erkrankungen der Harnwege

2.2.1 Zystitis

TCM- bzw. ganzheitliche Betrachtung

Gemäß TCM ist die Pathologie der Zystitis immer eine Kombination von Füllemustern mit Leeremustern:

- **Füllemuster**: Feuchtigkeit, Hitze, Qi-Stagnation, Blut-Stase
- **Leermuster**: Milz-Qi-Schwäche, Nieren-Yang-Mangel, sinkendes Qi

Oftmals kann bei Frauen ab dem 40. Lebensjahr **sowohl ein Nieren-Yin- als auch Nieren-Yang-Mangel** vorliegen. Die betroffenen Patientinnen können dabei sowohl unter **Leere-Hitze** durch den Nieren-Yin-Mangel leiden, als auch durch die häufige Miktion aufgrund des **Nieren-Yang-Mangels** und durch leichte Inkontinenz beeinträchtigt sein.

WAA-Punktauswahl und Behandlung bei Zystitis

Der Hauptpunkt gemäß der anatomischen Lage ist der **Lower 1 beidseits**. Bei chronischen Fällen hat es sich bewährt, den **Upper 1 beidseits** mitzunadeln, um die oft vorhandene psychische Komponente abzudecken.

WA-Homöosiniatrie

Beide Techniken kommen zum Einsatz. Häufig verwendete Injektionspräparate:

- Fa. Heel: Solidago compositum SN, Cantharis Injeel, Hydrastis Injeel
- Fa. Infirmarius: Infi-Bryonia-Injektion
- Fa. Sanum: Sanuvis – Notakehl
- Fa. WALA: Berberis/Apis comp., Cantharis Blasen Inject

Begleitende Akupunkturpunkte

- Du 20 (Hebt Qi und korrespondiert mit dem Wurzelchakra)
- Ren 3
- Ren 4
- Ren 6

Weitere Therapie

- Frequenzanwendung, z. B. Vitalfeld / Vitatec
- Lichttherapie
- Wärmetherapie
- Schröpfen der Blasenzone
- Phytotherapie (antibakterielle Präparate)
- Trinkmenge erhöhen

2.2.2 Enuresis

TCM- bzw. ganzheitliche Betrachtung

Die Enuresis wird in der TCM **Yi Ni** („Ertrinken im Urin") oder **Niao Chuang** („Bettnässen") genannt. Ungenügendes Nieren-Qi während der Entwicklung eines Kindes führt zu mangelnder Blasenkontrolle. Weiter heißt es: „Die Lunge ist die obere Quelle des Wassers." Ein ungenügendes Lungen-Qi im Oberen Erwärmer kann zur Schwäche der Blase im unteren Erwärmer führen und dadurch Bettnässen verursachen. Außerdem kann die Funktionsstörung des Milz-Qi zur Unfähigkeit führen, den Urin richtig zu kontrollieren. Auch Leber-Feuer, das abwärts zur Blase zieht, kann auch auf eine unwillkürliche Entleerung des Urins hinauslaufen.

WAA-Punktauswahl und Behandlung bei Enuresis

Es wird **WAA RL$_1$** verwendet Im Sinne der oben genannten Ursachen wird das in der entsprechenden Zone liegende Organ mitgenadelt. Zusätzlich **Upper 1 bds.** für das Vegetativum (WAA RL1).

Anmerkung. Die WAA hat aber die Eigenschaft der leichten Applikation und ist fast schmerzlos, was von Kindern gut toleriert wird. Klinisch sollte der WAA-Technik der Vorzug gegeben werden.

Begleitende Akupunkturpunkte
- Du 20
- Ren 3 (Akupflaster)
- Ren 4
- Ren 6

Weitere naturheilkundliche Therapie
- Anwendung der Zusatzpunkte vorzugsweise mit Akupunkturpflaster
- Ohrakupunktur
- Homöopathie
- Bach-Blütentherapie
- Bioresonanzverfahren
- Reizreduktion (Fernsehen, Musik)

2.2.3 Nierensteinleiden

TCM- bzw. ganzheitliche Betrachtung

Gemäß TCM werden Nierensteine durch die langfristige Anhäufung von Nässe-Hitze im unteren Erwärmer, sowie die Stagnation von Qi und Blut und durch Nieren-Qi-Mangel verursacht. Es gibt vier Kategorien:

1. Nässe-Hitze im unteren Erwärmer, die Stagnation von Qi und Blut sowie Nieren-Qi-Mangel und schwache Körperverfassung.
2. Unpassende Ernährung bedingt eine **Funktionsstörung der Milz** bezüglich Transport und Transformation, was zu Anhäufung von Nässe-Hitze im unteren Erwärmer führt; dadurch wird die „trübe Nässe" im Laufe eines langen Zeitraumes zu Steinen.
3. Eindringen des äußeren pathogenen Faktors Nässe-Hitze oder Übertragung der pathogenen Hitze in die Blase.

4. Eine emotionale Störung führt zur Leber Qi Stagnation und verwandelt sich zu Feuer, welches wiederum im unteren Erwärmer stagniert.

WAA-Punktauswahl und Behandlung von Niere und Nierensteinleiden

Das Nierengebiet gehört zur Zone **Lower 5**, der Ureter gehört zur Zone **Lower 2**. In der Praxis wird somit Lower 2 und 5 auf der Seite der Kolik genadelt.

WA-Homöosiniatrie

Beide Techniken kommen zum Einsatz. Häufig verwendete Injektionspräparate:
- Fa. Heel: Spascupreel
- Fa. Sanum: Citrokehl – Nigersan
- Fa. WALA: Equisetum/Viscum

Begleitende Akupunkturpunkte
- Ren 6

Weitere naturheilkundliche Therapie:
- Phytotherapie
- Komplexhomöopathie: Rubia Synergon Nr. 103, Kattwiga
- Schüsslersalze nach Austestung
- Korrektur des Säure-Basen Haushaltes

2.3 Infekte

2.3.1 Rhinitis

TCM- bzw. ganzheitliche Betrachtung

Gemäß TCM wird die Rhinitis Bi Qiu Ti („Niesen und Nasenausfluss") und Bi Shi („verstopfte Nase") genannt.

Bi Qiu Ti entspricht dabei der allergischen Rhinitis, die durch Symptome wie häufiges Niesen, Nasenjucken und reichlichem, wässerigen Nasenfluss gekennzeichnet ist. Bi Qiu Ti kann in drei Typen eingeteilt werden: Mangel an Lungen-Qi, Mangel an Milz-Qi und Nieren-Yang-Schwäche.

Bi Shi bezeichnet die chronische Rhinitis, die durch Behinderung der Nasenatmung und reichlichen Nasenschleim gekennzeichnet ist. Die Ätiologie ist Schwäche der Lunge und der Milz mit anhaltendem Einwirken äußerer pathogener Faktoren auf Nasennebenhöhlen.

In der chinesischen Literatur wird geschrieben: Der Hand-Yang-Ming-Meridian kreuzt zur Gegenseite der Nase. Diese Beobachtung fließt bezüglich der Punktauswahl auch in die WAA-Behandlung ein:

WAA-Punktauswahl und Behandlung bei Rhinitis

Benutzen Sie **R1 für die linksseitige Nasenobstruktion;** verwenden Sie **L1 für die Verstopfung der rechten Nase** und RL1 für beiderseits verstopfte Nasenöffnung.

WA-Homöosiniatrie

Beide Techniken kommen zum Einsatz. Häufig verwendete Injektionspräparate:

- Fa. Heel: Euphorbium comp. SN
- Fa. Infirmarius: Infi-Bryonia-Injektion, Infi-Myristica-Injektion
- Fa. Sanum: Quentakehl – Notakehl, je nachdem, ob es bereits bakteriell superinfiziert ist (Notakehl) oder noch eine andere Ursache im Vordergrund steht

Begleitende Akupunkturpunkte

- Yin Tang weiterhin Di 20

2.3.2 Bronchitis

TCM- bzw. ganzheitliche Betrachtung

Bronchitis gehört zur Kategorie Ke Sou („Husten"). Es gibt exogenen und endogenen Husten. Exogener Husten wird weiter eingeteilt in Schwächung der Lunge durch Wind-Kälte, Wind-Hitze und Wind-Trockenheit, während der endogene Husten als Obstruktion der Lunge durch Schleim, Yin-Mangel von Lunge und Niere unterteilt wird.

WAA-Punktauswahl und Behandlung bei Bronchitis

Die Punkte **Upper 1 beidseits** werden ausgewählt, weil die Luftröhre und Bronchien in der vorderen Medianlinie des Körpers liegen.

Bei Husten mit weiteren Lungenbegleitsymptomen sollte **Upper 2** hinzugenommen werden, weil die Lungen an den äußeren Seiten des Thorax liegen.

WA-Homöosiniatrie

Beide Techniken kommen zum Einsatz. Häufig verwendete Injektionspräparate:

- Fa. Heel: Drosera Homaccord, Spascupreel
- Fa. Infirmarius: Infi-Drosera-Injektion N, Infi-Echinacea-Injektion, Infi-Bryonia-Injektion
- Fa Sanum: Quentakehl – Notakehl, je nachdem, ob es bereits bakteriell superinfiziert ist (Notakehl) oder noch eine andere Ursache im Vordergrund steht
- Fa. WALA: Bronchi Plantago Injekt; Pulmo / Tartarus stibiatus II

Begleitende Akupunkturpunkte

- Ren 17: Subkutane Injektion

2.4 Herz-Kreislauf-Störungen

2.4.1 Hypertonie

TCM- bzw. ganzheitliche Betrachtung

Gemäß TCM wird die Hypertonie betrachtet als **Tou Tong** („Kopfschmerz"), als **Xuan Yun** („Gleichgewichtsstörung") und als **Leber-Feuer**.

Es wird angenommen, dass es durch seelischen Stress zur Stagnation des Leber-Qis und nachfolgend zum Aufsteigen des Leber-Feuers kommt. Im weiteren Krankheitsverlauf wird das Leber-Yin verbraucht und das Nieren-Yin geschädigt. Die Schäden an Leber- und Nieren-Yin können ein aufsteigendes Leber-Yang verursachen. Ein weiterer pathogener Faktor ist die Funktionsstörung der Milz und des Magens, was zu Mangel an Milz-Qi und Anhäufung von Schleim führt.

WAA Punktauswahl und Behandlung bei Hypertonie

Upper 1 wird zur Behandlung der primären Hypertonie ausgewählt, da er den ganzen Körper einschließt. **Upper 3** wird gemäß der klinischen Erfahrung **zusätzlich** angewandt. Es ist interessant, dass der Blutdruck gewöhnlich auf der Seite fällt, die genadelt wird; deshalb sollten beide Seiten behandelt werden.

WA-Homöosiniatrie

Beide Techniken kommen zum Einsatz. Häufig verwendete Injektionspräparate:

- Fa. Heel: Cor suis compositum N, Cactus compositum
- Fa. Pflüger: Iberis HM Inj.
- Fa. Infirmarius: Infi-Rauwolfia-Injektion
- Fa. Sanum: Sanuvis – Mucokehl
- Fa. WALA: Arnica/Aurum I, Arnica/Aurum II, Aurum/Belladonna comp., Equisetum/Viscum

Begleitende Akupunkturpunkte

- Du 20 sedierend
- Si Shen Cong
- Lower 2 bds.

Anmerkung zur Behandlung des Bluthochdrucks

Nach der Beobachtung von Dr. Lao haben **Upper 1** und **Upper 3** eine ähnliche Wirkung bei der Blutdruckreduktion. Die **Kombination** von beiden Punkten Upper 1 und Upper 3 konnte den Blutdruck in größerem Ausmaß senken und die Wirkung hielt länger an als bei der Anwendung von nur einem Punkt.

Bei der Behandlung erfuhren die meisten Patienten eine Besserung von Symptomen wie Kopfschmerz, Schwindel und Herzklopfen und weiterhin eine Verbesserung von Sehkraft, Schlafqualität und Energie. Die Mehrheit der Patienten hatte eine Verbesserung des Blutdrucks nach einem Behandlungsblock. Jedoch ist die therapeutische Wirkung häufig nicht lang anhaltend, die Behandlung muss öfters wiederholt werden.

2.4.2 Herzrhythmusstörungen – Arrhythmie

TCM- bzw. ganzheitliche Betrachtung

Herzrhythmusstörungen gehören gemäß TCM der Kategorie **Xin Ji** („Herzklopfen") oder **Zheng Chong** („starkes Herzklopfen") an. Gemäß TCM glaubt man, dass die Überanstrengung von Herz und Milz durch anhaltende Krankheit, übermäßigen Blutverlust und geistiger Arbeitsüberlastung verursacht wird. Dadurch kann die Transformation von Qi so gestört werden, dass das insuffiziente Qi und das Blut das Herz nicht unterstützen, was Herzklopfen auslöst.

Übermäßige sexuelle Tätigkeit und chronische Krankheit können weiterhin das Nieren-Yin beschädigen, was zu einem Ungleichgewicht von Wasser und Feuer führt. Das kann zu einem Mangel an Yang und zur Unfähigkeit führen, die Herzgefäße zu wärmen und zu nähren. In Folge kommt es zu einer Verlegung des Herz-Qi, was Herzklopfen verursacht.

WAA-Punktauswahl und Behandlung

Der **Punkt Upper 1** wird **beidseitig** ausgewählt. Viele der Patienten mit Herzrhythmusstörungen sind mit einer Linksherzhypertrophie belastet, dabei kann das Herz die Medianlinie überschreiten. In diesem Fall sollte auch der **Upper 2**, ebenfalls beidseits, hinzugenommen werden.

WA-Homöosiniatrie

Beide Techniken kommen zum Einsatz. Bei Upper 2 wägen Sie die Vorabakupunktur sorgfältig ab. Häufig verwendete Injektionspräparate:

- Fa. Heel: Cor suis compositum N, Cralonin
- Fa. Sanum: Sanuvis – Mucokehl
- Fa. WALA: Adonis comp., Cactus comp. II, Sarothamnus comp.

2.4.3 Schlafstörungen

Es gibt grundlegend drei Typen von Schlafstörungen:

- Schlaflosigkeit, die mit einer psychischen Störung vergesellschaftet ist (nichtorganisch),
- Schlaflosigkeit, die mit einem bekannten organischen Faktor einhergeht und
- Primäre Schlaflosigkeit.

Emotionale Beeinträchtigungen gehen häufig mit Schlaflosigkeit einher. Der Gebrauch von **Medikamenten** spielt ebenso eine Rolle. Weiterhin: Schmerzen, Herz-Lungen-Funktionsstörungen, Verdauungsprobleme, Schlafapnoe und Hypoventilation. Eine Vielfalt von Toxinen, einschließlich Koffein, Zigaretten, Alkohol, Steroiden und andere Reizmittel können Schlafstörungen unterhalten oder auslösen. Gerade Alkoholkonsum (das Glas Rotwein am Abend) kann schon zu Durchschlafstörungen mit Erwachen zur „Leberzeit" (zwischen 1.00 und 3.00 Uhr) führen. Weiterhin wird der Schlaf meist unruhig.

Die Bezeichnung „Primäre Schlaflosigkeit" bezieht sich auf Ein- oder Durchschlafstörungen, die nicht mit einer anderen psychischen oder physischen Störung assoziiert sind.

Charakteristischerweise macht sich der Patient schon während des Tages übermäßige Sorgen, nicht schlafen zu können, am Abend bemüht sich der Patient einzuschlafen und schafft es dann aufgrund der überhöhten Erwartungshaltung nicht.

TCM- bzw. ganzheitliche Betrachtung

Schlaflosigkeit wird in der TCM als **Shi Mian** („Verlust des Schlafes") und **Bu Mei** („kein Schlaf") bezeichnet. Die pathogenen Faktoren sind ähnlich der westlichen Betrachtungsweise: Emotionale Belastungen, Überlastung, unpassende Ernährung sowie weitere äußere pathogene Faktoren.

Das übermäßige Vorhandensein einer der **Emotionen** (Freude, Zorn, Grübeln, Angst, Schock, Trauer oder Sorgen) kann **Mangel von Qi und Blut** zur Folge haben, was dazu führt, dass das Herz unzureichend genährt wird und der **innere Wind nicht ausreichend beruhigt** wird. Oder führen Sie zu einer Stagnation des Leber-Qi, welches sich in Leber-Feuer verwandelt und das Herz und die Milz stört. Arbeitsüberlastung und übermäßige sexuelle Tätigkeit schwächen das Nieren-Yin und führen zu Disharmonie zwischen dem Herz und der Niere. Unpassende diätetische Gewohnheiten verursachen übermäßige Anhäufung von Nässe und Schleim, was ein Hochsteigen von Feuer erzeugt und sowohl Herz als auch den Geist (Shen) stört. Die beteiligten Organe sind hauptsächlich Herz, Niere, Milz und Leber.

WAA-Punktauswahl und Behandlung bei Schlafstörungen

Die Punkte **WAA RL1** werden ausgewählt, weil die Schlaflosigkeit nicht spezifisch organisch lokalisiert werden kann. Fügen Sie immer den Punkt Upper 5 ipsilateral hinzu, wenn es eine Druckdolenz an Tian Zhu (Bl 10) auf der entsprechenden Seite gibt.

WA-Homöosiniatrie

Beide Techniken kommen zum Einsatz. Häufig verwendete Injektionspräparate:
- Fa. Pflüger: Nervoregin comp. H Amp.
- Fa. Infirmarius: Infi-Damiana-Injektion N, Infi-Thyreoidinum-Injektion N
- Fa. Sanum: Sanuvis, Mucedokehl
- Fa. WALA: Aurum / Stibium / Hyoscyamus, Avena comp., Passiflora comp.

Begleitende Akupunkturpunkte
- Du 20
- Si Shen Cong
- Ren 4 Guan Yuan: Einschlafstörung, Unruhe

Weitere Therapie

- Psychologische Betreuung und Stressmanagement
- Lichttherapie
- Vitalfeld oder andere Frequenztherapien
- Chakrentherapie
- Homöopathie (Einzel- oder Komplexmittel)

2.5 Neurologische Funktionsstörungen

2.5.1 Vertigo und Gleichgewichtsstörung

TCM- bzw. ganzheitliche Betrachtung

Schwindel und Gleichgewichtsstörung werden in der TCM **Xuan Yun** genannt. Die pathogenen Faktoren können vielfältig sein: Nach einer längeren Krankheit oder übermäßiger geistiger Belastung kann das Qi des Oberen Erwärmers schwach werden, das Gehirn wird dann nicht ausreichend versorgt, um richtig zu funktionieren. Übermäßige sexuelle Tätigkeit kann **Jing-Mangel der Niere** verursachen, was zur Leere des Markes führt. Unpassende Ernährung, wie die Aufnahme von viel zu fettigen Nahrungsmitteln oder übermäßiger Konsum von Milchprodukten kann die Milz schwächen, was zur Anhäufung trüben Schleims im mittleren Erwärmer führt. Alle diese Faktoren tragen zu Xuan Yun bei.

WAA-Punktauswahl und Behandlung bei Vertigo

Die Punkte sollten gemäß den aktuellen Symptomen und der Druckschmerzhaftigkeit an Tian Zhu (Bl 10) ausgewählt werden. Die Punkte **WAA RL**[1] werden immer genadelt. **Upper 5** wird hinzugefügt, wenn es Druckschmerzhaftigkeit am Punkt Tian Zhu (Bl 10) und/oder Jian Jing (Gb 21) gibt. **Upper 4** wird begleitend verwendet bei Ohrgeräuschen.

WA-Homöosiniatrie

Beide Techniken kommen zum Einsatz. Häufig verwendete Injektionspräparate:

- Fa. Heel: Vertigoheel
- Fa. Infirmarius: Infi-Secale-Injektion, Infi-Tabacum-Injektion NTI, Infi-Camphora-Injektion NT
- Fa. Sanum: Sanuvis, Mucokehl. Mucedokehl
- Fa. WALA: Arnica/Plumbum comp. B, Aurum/Apis regina comp., Aurum Valeriana Inject, Cerebellum comp.

Begleitende Akupunkturpunkte

- Du 20
- Gb 20 als klassischer Punkt
- WAA Lower 2 bds.

Weitere Therapie

- Lichttherapie
- Vitalfeld oder andere Frequenztherapien
- Moderates Ausdauertraining
- Sanum-Therapie

2.5.2 Apoplex

Die Rehabilitation von Apoplex-Patienten ist eine große Herausforderung nach der Akutbehandlung in der Klinik. Die Statistik zeigt, dass ein angepasstes Schlaganfall-Management entscheidend ist. **Die Akupunktur hat in China die funktionelle Wiederherstellung signifikant verbessert.** 60 % bis 70 % der Patienten haben innerhalb von drei Monaten nach der Erstversorgung ihre normalen Funktionalitäten wiedererlangt. Leider wird die TCM bei der Postapoplex-Behandlung bei uns bislang nur selten eingesetzt.

TCM- bzw. ganzheitliche Betrachtung

In der TCM wird der Apoplex **Zhong Feng** (siehe engl. „Windstroke", Stroke = Schlaganfall) genannt. Dies beschreibt das plötzliche Auftreten und die drastischen Folgen analog der Natur des Windes. Ein anderer Name für den Schlaganfall ist **Zu Zhong** („abruptes Ende").

Die Ätiologie und Pathogenese des Apoplex gemäß TCM ist vielfältig:

Er kann durch

- Feuer aus Leber und Herz,
- Schleim,
- Mangel von Yin und Yang,
- Umkehrung des Qi-Flusses und
- Blutstase

ausgelöst werden. In der Pathogenese spielt der **Yin-Mangel von Leber und Niere** eine wichtige Rolle, während **Nässe-Schleim und die Blutstase die auslösenden Faktoren** darstellen.

Der „Windstroke" kann in zwei Hauptkategorien unterteilt werden: Zhong Zang Fu („Angriff auf die inneren Organe") und Zhong Jing Luo („Angriff auf die Meridiane"). Der erstgenannte Typ kann in Bi Zheng („angespanntes Syndrom") und Tuo Zheng („schlaffes Syndrom") unterteilt werden. Das angespannte Syndrom kann auch in Yang Bi unterschieden werden, das sich aus übermäßigem Feuer im Herzen und der Leber ergibt, und Yin Bi, das als Komplikation von Schleim-Hitze zusammen mit Wind den Geist stören kann. Das „schlaffe Syndrom" ergibt sich aus dem Mangel sowohl von Yin als auch von Yang und dem Mangel des Ursprungs-Qi.

Der Angriff auf die inneren Organe ist schlimmer und wird oft von Bewusstlosigkeit begleitet, während der Angriff auf die Meridiane und Kollateralen weniger schwer ist und der Geist meist nicht beeinträchtigt wird.

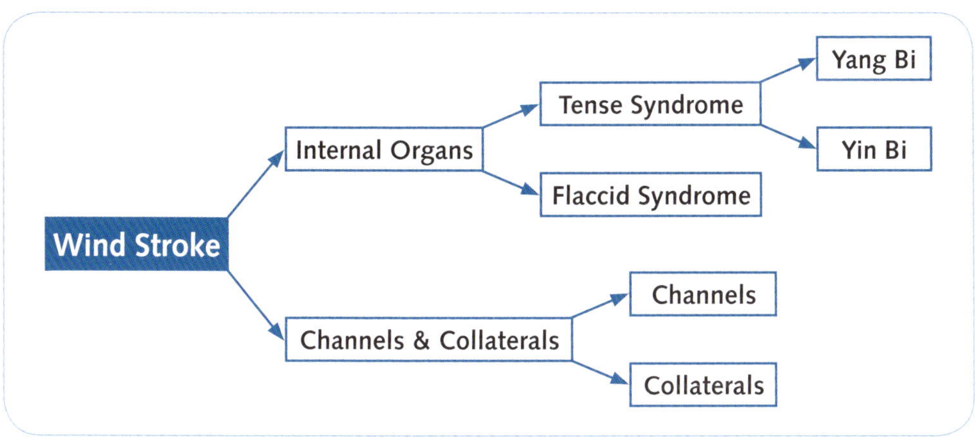

Einteilung des Wind Stroke[7]

WAA-Punktauswahl und Behandlung bei Apoplex

Zentrale Lähmung, hängender Mundwinkel und Aphasie sind Symptome im Gebiet der Zone **Upper 1,** demgemäß wird **Upper 1 bilateral** für die WAA-Behandlung ausgewählt. Bei bestehender Hemiplegie sollten **Upper 5** für die oberen Extremitäten, **Lower 4** für die unteren Extremitäten ausgewählt werden.

Fazialisparese: Die Beeinflussung des Stirnrunzelns, des Augenschlusses, des Grinsens und die Störung des Geschmacksinns gehören zur Zone von **Upper 1** und **Upper 2**. Für

7 Lao, Dr. He Hon: Wrist-Ankle-Acupuncture – Methods & Applications. A new approach to the ancient therapeutic modality. Oriental HealthCare Center, Brooklyn / New York, USA, 1997, S. 259

den Schmerz in der retroauricularen Region wird der Punkt **Upper 4**, und für die begleitende Druckschmerzhaftigkeit an Tian Zhu (Bl 10) **Upper 5** hinzugenommen.

Wenn lokaler Druckschmerz besteht, werden die Punkte gemäß den entsprechenden Gebieten ausgewählt. Die Punkte sollten ipsilateral der Hemiplegie ausgewählt werden.

WA-Homöosiniatrie

Beide Techniken kommen zum Einsatz. Häufig verwendete Injektionspräparate:
- Fa. Heel: Traumeel S, Carbo comp.
- Fa. Infirmarius: Infitramex
- Fa. Sanum: Sanuvis, Mucokehl, Ginkgobakehl D4 Amp.
- Fa. WALA: Arnica e planta tota, Arnica/Aurum I-II, Arnica/Plumbum comp. A+B, Viscum comp.

Fazialisparese:
- Fa. Heel: Causticum S Injeel, Acidum oxalicum Injeel
- Fa. Sanum: Sanuvis, Mucokehl, Mucedokehl
- Fa. WALA: Nervus facialis Gl, Arnica/Plumbum comp.

Begleitende, wichtige Akupunkturpunkte
- Du 20
- Si Shen Cong
- Ren 6
- Ren 4
- Lower 2 bds.

Weitere Therapie
- Frequenzanwendung, z. B. Vitalfeld / Vitatec
- Lichttherapie
- Fußreflexzonentherapie
- Homöopathie

2.6 Dermatologische Funktionsstörungen

2.6.1 Herpes Zoster und Post-Zoster-Neuralgie

TCM- bzw. ganzheitliche Betrachtung

Herpes Zoster wird in der TCM **Chan Yao Huo Dan** genannt. Chan Yao bedeutet „um den Gürtel", Huo Dan heißt „frisches Rot mit brennendem Schmerz wie Feuer".

Die Krankheit wird durch die innere Stagnation von Nässe-Hitze und das Eindringen des äußeren toxischen Pathogens verursacht, das dann die Meridiane in Mitleidenschaft zieht. Die innere Nässe entsteht durch die herabgesetzte Funktion der Milz, während die innere Hitze aufgrund einer Stagnation des Qi von Leber- und Gallenblase entsteht. Die Hitzestase kann sich zu Feuer entwickeln, welches sich mit äußeren Toxinen verbinden kann und auf der Haut die sichtbare Krankheit entwickelt.

Bei der Post-Zoster-Neuralgie wird nach dem Abklingen der primären Nässe-Hitze Symptome die Lebensenergie geschwächt und es ist insgesamt nicht mehr genug Qi vorhanden, damit sich der Patient erholen kann. Deshalb kann die Stagnation von Qi und Blut nicht behoben werden. Die Meridiane sind nicht wieder durchgängig, der Schmerz persistiert im betroffenen Gebiet.

WAA-Punktauswahl und Behandlung bei Herpes Zoster und Post-Zoster-Neuralgie

Wählen Sie die Punkte entsprechend den betroffenen Gebieten aus. Als begleitender Punkt empfiehlt sich **immer WAA RL**[1].

WA-Homöosiniatrie

Beide Techniken kommen zum Einsatz. Häufig verwendete Injektionspräparate:

- Fa. Heel: Mezereum-Homaccord, Ranunculus-Homaccord
- Fa. Sanum: Quentakehl, Citrokehl
- Fa. WALA: Apis/Arnica, Apis Belladonna Inject

Begleitende Akupunkturpunkte

- Du 20
- Si Shen Cong
- Ren 6

- Ren 4
- Lower 2 bds.

Weitere Therapie

- Frequenzanwendung, z. B. Vitalfeld / Vitatec
- Lichttherapie
- B-Vitamine hochdosiert
- Lokale Moxatherapie nach Seven-Star-Behandlung

2.6.2 Pruritus

TCM- bzw. ganzheitliche Betrachtung

Pruritus wird **Feng Saoyang** („Juckender Wind") genannt. Dieser Name ist auf sein auslösendes Pathogen, Wind, und seinen juckenden Charakter zurückzuführen. Der pathogene Faktor Wind kann in äußeren und inneren Wind eingeteilt werden. Der äußere Wind kann zusammen mit Kälte oder Hitze in den Körper eindringen und es kann zum Wandern des Windes im Körper und zu unerträglichem Jucken kommen. Die Produktion von innerem Wind kommt durch eine Störung des Blutes. Bei Patienten mit chronischen Krankheiten kann ein Qi- und Leber-Blut-Mangel vorhanden sein, wohingegen Depressionen und emotionale Störungen eine Stagnation der Meridiane verursachen können.

Allgemein betrachtet gibt es vier Typen von Pruritus:
- Wind-Hitze,
- Wind-Kälte,
- Blutmangel und
- Blutstase.

WAA-Punktauswahl und Behandlung bei Pruritus

Wir benutzen **WAA RL**[1], wenn der Juckreiz generalisiert vorkommt. Es ist möglich, dass der generalisierte Pruritus nach nur einer Sitzung außerordentlich erleichtert wird und nur ein lokalisiert juckendes Gebiet übrig bleibt. Dann können in der nächsten Sitzung die Punkte gemäß der Position des juckenden Gebiets ausgewählt werden. In einigen Fällen verschwindet das Jucken während die Nadeln liegen, kehrt aber wieder, nachdem die Nadeln entfernt wurden. Für diese Fälle ist es ratsam die **Embedded-Needle-Technique** anzuwenden.

WA-Homöosiniatrie

Beide Techniken kommen zum Einsatz. Häufig verwendete Injektionspräparate:

- Fa. Heel: Mezereum-Homaccord, Acidum formicicum Injeel
- Fa. Sanum: Formasan, Albicansan, Fortakehl
- Fa. WALA: Urtica comp.

Begleitende Akupunkturpunkte

- Ren 6
- Ren 4
- Lower 2 bds.

Weitere Therapie

- Frequenzanwendung, z. B. Vitalfeld / Vitatec
- Lichttherapie
- Darmsanierung

2.7 Gynäkologische Funktionsstörungen

2.7.1 Regelstörungen im Allgemeinen

Dysmenorrhö ist eine häufige Beschwerde. Viele Frauen leiden unter leichter Dysmenorrhö, ohne dem große Bedeutung beizumessen. Starke Dysmenorrhö hingegen hindert die Patientin an der Ausübung ihrer normalen Tätigkeiten und ist als behandlungswürdig anzusehen.

Es gibt zwei Typen von Dysmenorrhö: **Primäre Dysmenorrhö**, auch bezeichnet als funktionelle Dysmenorrhö, tritt häufig während der Adoleszenz auf und ist durch anatomische Faktoren oder Pathophysiologie nicht zu erklären. Der Mechanismus des Schmerzes wird der prostaglandinen Aktivität zugeschrieben. Psychologische Faktoren können ebenfalls beteiligt sein. Die Dysmenorrhö ist meist mit dem Zyklusverlauf verbunden. Gewöhnlich kommt der Schmerz am ersten Tag der Menstruation und dauert über die Zeit der Periode an. Der Schmerz ist im unteren Abdomen oft von scharfem, stechendem oder krampfhaftem Charakter. Er kann in den unteren Rücken ausstrahlen. Brechreiz, Erbrechen, Kopfschmerzen, Schwindel und Diarrhö können begleitend vorkommen. Bei einigen Patientinnen kommt der Schmerz am letzten Tag der Menstruation.

Sekundäre Dysmenorrhö, auch als erworbene Dysmenorrhö bezeichnet, wird durch anatomische Faktoren oder pathophysiologische Ursachen wie z. B. endometriale Polypen, Endometriose oder entzündliche Beckenkrankheiten verursacht. Die Schmerzen der sekundären Dysmenorrhö treten meist mehrere Tage vor dem Beginn der Menstruation, während des Eisprungs oder während des Geschlechtsverkehrs auf.

TCM- bzw. ganzheitliche Betrachtung

Gemäß TCM wird die Dysmenorrhö durch die Blockierung des Flusses von Qi und Blut verursacht. Dabei kann man Überschuss- (Exzess) und Mangeltypen unterscheiden.

Beim **Exzesstyp** kommt der Schmerz während der prämenstruellen Periode und während der eigentlichen Menstruation vor und wird durch Druck auf den Unterbauch verschlechtert. Die Farbe des Menstruationsblutes ist hier meist dunkelrot und klumpig.

Beim **Mangeltyp** kommt es zu andauerndem Schmerz während der prämenstruellen sowie der postmenstruellen Periode. Dieser Schmerz wird meist durch Wärme und Druck gebessert. Die Menstruation ist kärglich.

Der **Exzesstyp** der Dysmenorrhö wird entweder durch Eindringen äußerer Kälte oder Nässe, oder auch durch geistige Überbeanspruchung verursacht. Dies führt zur Stagnation von Qi und Blut in der Gebärmutter.

Der **Mangeltyp** hingegen wird durch die Defizienz von Qi und Blut oder durch Yin-Mangel von Leber und Niere verursacht.

WAA-Punktauswahl und Behandlung bei Dysmenorrhö

WAA LR^1 und/oder LR_2 können ausgewählt werden.

Begleitende Akupunkturpunkte

- Du 20
- Si Shen Cong
- Ren 6
- Ren 4
- Ren 3

WA-Homöosiniatrie

Beide Techniken kommen zum Einsatz. Häufig verwendete Injektionspräparate:

- Fa. Heel: Traumeel S
- Fa. WALA: Ovaria comp. Ampullen
- Fa. Infirmarius: Infitramex, InfiDys-Injektion
- Fa Sanum: Citrokehl, Mucokehl, Nigersan, Mucedokehl

Begleitend zu Injektionsbehandlung lohnt der Versuch mit **Ustilakehl-Tropfen oder Suppositorien**.

2.8 HNO

2.8.1 Entzündungen des Oropharynx

TCM- bzw. ganzheitliche Betrachtung

In der TCM gehört die Mandelentzündung zur Kategorie Ru E; Rachenkatarrh heißt **Hou Bi** („Schwellung des Pharynx"), und die Kehlkopfentzündung gehört zur Kategorie **Hou Yin** („Aphonie").

Gemäß der TCM werden die akuten Stadien der Mandelentzündung, des Rachenkatarrhs und der Kehlkopfentzündung durch **äußere Wind-Hitze** verursacht, die den Hals befällt und / oder durch aufsteigendes äußeres pathogenes Feuer der Lungen und des Magens, welches sich im Hals ansammelt.

Der chronische Rachenkatarrh wird größtenteils als ein **Resthitzezustand** des akuten Rachenkatarrhs oder als Yin-Mangel der Lungen und Nieren betrachtet, der dem „leeren Feuer" gestattet, entlang den Meridianen aufzusteigen und den Hals zu verletzen.

Die chronische Kehlkopfentzündung wird hauptsächlich durch einen Mangelzustand in Lungen und Nieren verursacht. Erschöpfung, Rauchen, stimmliche Überlastung oder verlängerte Krankheiten können das Lungen-Qi und das Nieren-Qi schwächen, was zu aufsteigendem Yin-Feuer und zu Stagnation von Qi und Anhäufung von Sputum im Hals führt.

WAA-Punktauswahl

Die Tonsillen, die Trachea und der Larynx liegen im Bereich der vorderen Medianlinie. Demgemäß sollten **Upper 1 bilateral** die Punkte der Wahl sein. Wenn Fieber hinzukommt, sollte **Upper 5 bilateral** hinzugenommen werden. Wenn Tian Zhu (Bl10) druckschmerzhaft ist, sollte der **Upper 5** auf der Seite genadelt werden, an der die Druckdolenz auftritt.

WA-Homöosiniatrie

Beide Techniken kommen zum Einsatz. Häufig verwendete Injektionspräparate:
- Fa. Heel: Traumeel und Tonsilla Suis Injeel
- Fa. Infirmarius: Infi-Echinacea-Injektion, Infi-Myosotis-Injektion
- Fa. Sanum: Notakehl
- Fa. WALA: Agropyron Inject, Apis/Belladonna cum Mercurio, Lachesis comp.

Weitere Therapie
- Frequenzanwendung, z. B. Vitalfeld / Vitatec
- Lichttherapie (Optisan)
- Phytotherapie, Homöopathie
- Kolloidales Silber: Gurgeln, Mundspülung
- Echinacea Mund- und Rachenspray, WALA

2.8.2 Sinusitis

TCM- bzw. ganzheitliche Betrachtung

Gemäß der TCM handelt es sich bei der Sinusitis um das **Eindringen von Wind-Hitze.** In den Nasennebenhöhlen kommt es zu einer Ansammlung von **heißem Schleim, was zu einer Qi-Stagnation und so zu Schmerzen führt.**

Die meisten Patienten erhalten aus Sicht der schulmedizinisch orientierten HNO-Heilkunde ein Antibiotikum. Antibiotika sind vom Temperaturverhalten her kalt, sie bessern daher die Hitze vordergründig. **Oft wird die Hitze aus den Nasennebenhöhlen nicht eliminiert, sondern in tiefere Schichten des Körpers verdrängt**. Es kommt zu einer „eingezwängten Hitze". Diese sucht sich immer wieder ihren Weg nach außen und es kommt zu rezidivierenden Sinusitiden. Diese werden dann oft erneut mit einem Antibiotikum behandelt. Das führt im Sinn der westlichen Naturheilkunde zu einer Dysbiose der Darmschleimhaut und durch Zerstörung der Peyer'schen Plaques zur einer im Stuhlbefund nachweisbaren sIgA-Defizienz.

Die TCM sagt: Qi- und Yin-Mangel führen zu einem **Mangel an Wei Qi („Abwehr-Qi“)**, der Körper hat keine Kraft mehr, sich gegen krankmachende Einflüsse von außen zu wehren. Er ist zu schwach um die eingezwängte Hitze und den Schleim nach außen zu befördern.

Aus Sicht der TCM finden wir auch oft ein schwaches Milz-Qi. Das Yin der Milz muss gestärkt werden. Die Schwäche führt zur Ansammlung von Feuchtigkeit und Schleim, der sich in den Lungen ablagern kann. Ein geschwächtes Lungen-Qi führt zu einer Schwächung des Immunsystems. Bakterien und Viren haben jetzt einen optimalen Nährboden.

WAA-Punktauswahl und Behandlung bei Sinusitis

Gemäß der Lage der Nebenhöhlen ist meist **WAA RL[1]** angezeigt. Gibt es Kopfschmerzen, die im Bereich des Schädels an anderer Stelle auftreten, sollten die zuzuordnenden Punkte mitbehandelt werden. Bitte bei Druckschmerz an Tian Zhu (Bl 10) **WAA RL[5] ipsilateral** stechen.

WA-Homöosiniatrie

Beide Techniken kommen zum Einsatz. Häufig verwendete Injektionspräparate:
- Fa. Heel: Euphorbium comp. SN
- Fa. Infirmarius: Infi-Echinacea-Injektion, Infi-Myosotis-Injektion
- Fa. Sanum: Notakehl oder Quentakehl
- Fa. WALA: Argentum / Quarz, Berberis e fructibus comp., Berberis / Pyrit comp., Myristica sebifera comp.

Weitere Therapie
- Frequenzanwendung, z. B. Vitalfeld / Vitatec
- Lichttherapie (Optisan)
- Phytotherapie, Homöopathie
- Versuch der Nasenspülung
- Nasentropfen / Spray: Euphorbium comp. SN, Fa. Heel; Spenglersan Kolloid G

2.8.3 Otitis

TCM- bzw. ganzheitliche Betrachtung

Da sich die akute Otitis media oftmals im Rahmen einer Rhinitis oder Sinusitis ereignet, gilt für die Ätiologie im Wesentlichen das dort gesagte. Problematisch ist hingegen die

Komplikation in Form der chronischen eitrigen Otitis: Die chronische eitrige Otitis media ist in den meisten Fällen die Folge einer unangepassten Behandlung der akuten eitrigen Mittelohrentzündung. Es ist eine chronische Entzündung von Schleimhaut, Periost und oft sogar Knochengewebe des Mittelohrs. Symptome sind rezidivierende Mittelohreiterung, Schwerhörigkeit und Perforation des Trommelfells. Die Krankheit wird in der TCM dem Trommelfell zugeordnet. Sie wird als Nong Er bezeichnet, was übersetzt „eitrige Mittelohrentzündung" bedeutet.

WAA-Punktauswahl und Behandlung bei Otitis

Da das Ohr in der seitlichen Ansicht von vier Körperzonen tangiert wird, ist die Punktauswahl der WAA-Punkte erschwert. In der Praxis hat es sich bewährt, die seitlichen Punkte nach der Schmerzlokalisation auszuwählen, wobei hier der Punkt **Upper 4** die erste Wahl sein dürfte. Er wird auf der betreffenden Seite genadelt. Um die Ätiologie zu behandeln (i. d. R. aufsteigende Keime bei Rhinitis oder Sinusitis) wird immer **WAA LR1** beidseitig mitbehandelt.

WA-Homöosiniatrie

Beide Techniken kommen zum Einsatz. Häufig verwendete Injektionspräparate:
- Fa. Heel: Euphorbium comp. SN, Echinacea compositum SN
- Fa. Infirmarius: Infi-Eupatorium-Injektion N
- Fa. Sanum: Notakehl
- Fa. WALA: Apis/Levisticum I, Argentum/Quarz, Levisticum e radice, Quarz

Weitere Therapie
- Frequenzanwendung, z. B. Vitalfeld / Vitatec
- Lichttherapie (Optisan)
- Phytotherapie, Homöopathie
- Nasentropfen / Spray: Euphorbium comp. SN, Fa. Heel; Spenglersan Kolloid G, auch als Einreibung ans Mastoid
- grundsätzlich: Immunmodulation, Darmsanierung

2.8.4 Tinnitus

Das Thema Tinnitus füllt für sich alleine ganze Bücher. Im Rahmen der Behandlung mittels der WAA soll deshalb an dieser Stelle auf die unterstützende Anwendung der Technik eingegangen werden. Da die Ätiologie vielgestaltig ist und die Erscheinungsbilder des Tinnitus sehr individuell sind, ist immer eine ganzheitliche Diagnose nötig. Als wichtige Hilfsmittel sollten hier immer alle HNO-Untersuchungsmethoden herangezogen werden. Weiterhin müssen orthopädische, metabolische, internistische und auch toxische Ursachen ausgeschlossen werden. Neubildungen im Kopf- und Wirbelsäulenbereich sind ferner auszuschließen.

TCM- bzw. ganzheitliche Betrachtung

Tinnitus ist eine Störung des Hörvermögens, die in der TCM oft zusammen mit Taubheit und Schwerhörigkeit diskutiert wird. Beim Tinnitus nimmt der Patient subjektiv Geräusche wahr, die oft als **Pfeifen, Rauschen, Fiepen, Grillen, Brummen** umschrieben werden. Tinnitus geht nicht selten mit einer **Verminderung des Hörvermögens** einher. Deshalb werden Taubheit und Tinnitus in der TCM oft zusammen aufgeführt. Der Begriff **Er Míng** lässt sich als „Ohrzwitschern" oder „Ohrenzirpen" übersetzen, **Er Lóng** bedeutet „Taubheit", doch ist damit nicht nur die vollständige Taubheit gemeint, sondern auch unterschiedliche Grade von Schwerhörigkeit bis hin zur vollständigen Ertaubung.

Gemäß den Zang-Fu-Mustern lassen sich folgende Hauptzustände unterscheiden:

- Hitze / Feuer attackiert die Ohren – Otitis: Pfeifen, hoher Ton
- Nässe / Feuchtigkeit attackiert die Ohren – Schwerhörigkeit
- Nässe / Feuchtigkeit wandeln sich in Schleim – Grillen, Insektensummen
- Aufsteigendes Leber-Feuer fuhrt zu Tinnitus – Pfeifen, hochfrequent
- Aufsteigendes Leber-Yang führt zu Tinnitus – Pfeifen, hochfrequent
- Schleim-Feuer führt zu Tinnitus – Grillen, Insektensummen
- Schwäche des oberen 3E führt zu Tinnitus – leise, unterbrochen
- Herz-Xue-Mangel führt zu Tinnitus – tiefer Ton, langsam beginnend
- Nieren-Essenz-Mangel führt zu Tinnitus – Rauschen, Plätschern, leise[8]

Aufgrund der unterschiedlichen Zustände ist das Erstellen eines individuellen Therapieregimes notwendig. Wichtig sind dabei diätetische Maßnahmen und arzneiliche Ergänzung aus dem Schatz der TCM.

WAA-Punktauswahl und Behandlung bei Tinnitus

Grundsätzlich stechen wir Upper 1 beidseits und Upper 4 ipsilateral.

8 Ritz, M.; Jetelina, M.: Tinnitus in der TCM, Thews-Verlag, Durchhausen, 2008

Ergänzend können verwendet werden:
- bei Leberbeteiligung: Lower 2 rechts
- bei Herzbeteiligung: Upper 2 links
- bei Milzbeteiligung: Lower 2 links
- bei Nierenbeteiligung: Lower 5 beidseits

WA-Homöosiniatrie

Beide Techniken kommen zum Einsatz. Häufig verwendete Injektionspräparate:
- Fa. Heel: Vertigoheel, Cerebrum compositum NM, Circulo-Injeel N, Lymphomyosot N
- Fa. Sanum: Sanuvis, Mucokehl, Mucedokehl

Begleitende Akupunkturpunkte im Sinne des Konzeptes
- Si Shen Cong
- Du 20
- Ren 6
- Ren 4

Weitere klassische Punkte, die von mir meist homöosiniatrisch behandelt werden:
- 3 E 17
- Dü 19, 3 E 21 und 22, Gb 2

Weitere Therapie
- Frequenzanwendung, z. B. Vitalfeld / Vitatec
- Lichttherapie (Optisan)
- Phytotherapie (TCM), Homöopathie
- Moderates Ausdauertraining
- Stressmanagement

2.8.5 Augenkrankheiten und Fehlsichtigkeit

TCM- bzw. ganzheitliche Betrachtung

Die Kurzsichtigkeit zur Kategorie des Nong-Jin-Que-Yuan-Zheng-Syndroms (Fähigkeit nah zu sehen und Unfähigkeit, weit zu sehen). Gemäß der Zang-Fu-Theorie **speichert die Leber Blut und öffnet sich die Augen.** Der übermäßige Gebrauch der Augen kann so das Leber-Blut verschlechtern, was zu einer Unterversorgung der Augen führt. Der Vorteil und die Chance der TCM-Behandlung liegen somit in einer Stärkung der energetischen Basis und der zuführenden Leitbahnen des Auges.

WAA-Punktauswahl

WAA Upper 1 beidseits wird verwendet. **WAA Lower 2 rechts** zur Stärkung der Leberfunktion sollte diskutiert werden, die Milzfunktion stärkt man mit **Lower 2 links.**

WA-Homöosiniatrie

Beide Techniken kommen zum Einsatz. Mögliche Injektionspräparate:
- Fa. Heel: Barium Oxalsuccinicum Injeel forte
- Fa. Sanum: Citrokehl, Sanuvis, Mucokehl

Begleitende Akupunkturpunkte
- Si Shen Cong
- Du 20
- Ren 6
- Ren 4

2.9 Das Basisbehandlungskonzept der WAA zum energetischen Ausgleich

Anhand eines konstruierten, aber gar nicht so selten vorkommenden Fallbeispiels möchte ich Ihnen ein Therapiekonzept vorstellen, welches ich mit großem Erfolg in meiner Praxis durchführe.

Mal angenommen, es käme Herr Max Mustermann zu Ihnen. 45 Jahre, leitender Angestellter, verheiratet, 2 Kinder.

Beschwerden:

Müdigkeit, kann sich zu nichts aufraffen, uncharakteristische Bauchbeschwerden, die sich nach verschiedenen Nahrungsmitteln verschlechtern, wechselnde Stuhlqualität, Heuschnupfen, Hartspann im Schulter-Nackenbereich, Durchschlafstörung.

Sein Arzt hat nichts Dramatisches gefunden, der Blutdruck ist grenzwertig und er solle ein wenig Gewicht reduzieren. Es wurde eine Vitasprint-Aufbaukur verordnet und ein „leichter" Blutdrucksenker diskutiert.

Bei der Anamnese gibt der Patient an, es gäbe zwar nichts Dramatisches in seinem Leben, aber er hat andauernde Differenzen mit seinem Bereichsleiter, was ihn auch in seiner Freizeit beschäftigt. Die Ehe sei „normal" – besondere Höhen gibt es gerade nicht: „das ist halt so..."

TCM Diagnostik:

Zunge: Geschwollen mit Zahneindrücken; weißlicher Belag im hinteren Bereich, schleimig feucht; Unterzungenvenen geschwollen.

Puls: Der Puls kann als „Sanfter Puls" bezeichnet werden, gelegentlich leichte Extrasystolen.

Beurteilung:

Allgemeiner Yang-Mangel mit **Milz-Qi Schwäche** und **Leber-Qi Stagnation**. Für den weniger TCM-Kundigen bedeutet dies übersetzt: Müder (= müder als müde), die Milz-Qi Schwäche führt zu Feuchtigkeitsansammlungen in und am Körper (=> Gewicht), die allgemeine Situation führt zur Stauung des Leber-Qi. Die Leber-Qi Stagnation kann auch mit einem Merksatz versehen werden: „Langanhaltender emotionaler Konflikt ohne Lösungsansatz".

Diese Trias ist bei uns heute sehr oft zu sehen.

Sanfter Puls = Differentialdiagnostisch: **Feuchtigkeit mit Qi-Schwäche, Yin-Mangel, Essenz-Mangel**

Therapeutischer Ansatz:
- Qi heben,
- Mitte stärken (Milz),
- Leber-Qi harmonisieren

Maßnahmen:
Ernährungsumstellung auf „milzstärkende Ernährung":

Nahrungsmittel zur Stärkung der Milzfunktion:
Adzukibohne, Erdnuss, Gans, Gerste, Hammel, Haselnuss, Jujube, Karotte, Kichererbse, Kürbiskerne, Langkornreis, Lotossamen, Roter Reis, Sojabohne, gelb, Thymian

Nahrungsmittel zur Stärkung des Milz-Qi
Aal, Hering, Kalb

Nahrungsmittel zum Umwandeln von Feuchtigkeit
Buchweizen, Kasha, Roggen (Quelle: Qi-Food Pro)

Der Patient muß natürlich nichts aus der Liste essen, was ihm gar nicht behagt. Es wurde eine Ernährungsberatung nach TCM-Kriterien empfohlen um die Hintergründe dieser Ernährungsform zu beleuchten.

Durch die Stärkung des Milzfunktionsaspektes erreichen wir eine Stärkung der Mitte. Dies wirkt sich positiv auf die Allergiesituation aus und wird auch Feuchtigkeit ausscheiden helfen, was das Gewicht positiv beeinflusst.

Arzneigabe XIAO YAO WAN auch XIAO YAO SAN genannt, bei uns als „Freiheit des ledigen Pilgers“ bekannt.

Wirkung: Befreit das Leber-Qi, Versorgt die Milz, Ernährt das Blut, Harmonisiert die Leber und die Milz

Therapeutisch in der Praxis:

Basisbehandlung zum energetischen Ausgleich

Die Behandlung besteht aus drei Teilen:

1. **Schröpfkopfmassage des inneren und äußeren Blasenmeridians beidseits,**
2. **Homöosiniatrische Behandlung von Ren 6,**
3. **Wrist-Ankle Akupunktur: Upper 1 beidseits, Lower 2 beidseits, klassische Akupunktur von Du 20**

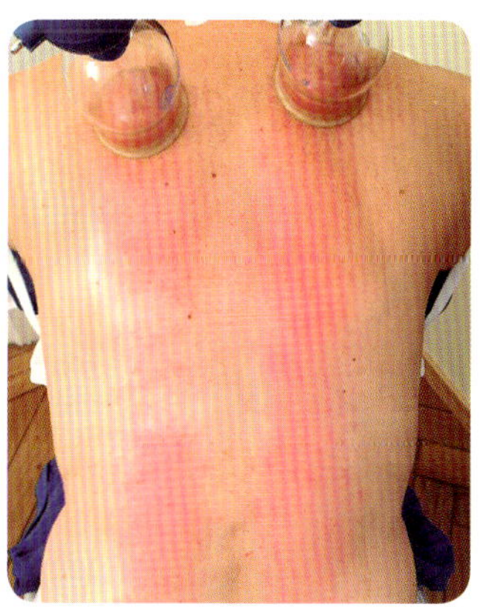

Zu 1.: Die Schröpfkopfmassage wird mit dickwandigen Schröpfgläsern mit Ball und Ventil durchgeführt. Der Vorteil ist, dass man das Vakuum variieren kann. Ich beginne zum Verteilen des Massageöls ohne Vakuum und bearbeite dann den Rückenstrecker beidseits vorsichtig mit einer Kante des Schröpfglases in Form von leichten Querfriktionen um Gelosen zu erspüren. Hierauf erzeuge ich mit ein- bis zweimal Pumpen ein Vakuum und fahre mit Bedacht aber zügig von Oben nach Unten und zurück. Der Patient wird immer wieder gefragt, ob zu viel Sog anliegt und ob er Schmerzen hat. In der Re-

gel verschwinden auch länger bestehende Gelosen nach 3–4 Behandlungen. Mit der Massage erreiche ich durch Stimulierung der Punkte des inneren Blasenmeridians die Zustimmungspunkte der inneren Organe sowie die Punkte für die Psyche am äußeren Blasenmeridian.

Zu 2.: Die Homöosiniatrie des Punktes Ren 6 (Qi Hai) wird mit der Dentalnadel 0,4 x 40 mm durchgeführt. Man geht locker und ohne Druck bis zur Linea alba und dann wieder 2 mm zurück und injiziert dann das gewählte Mittel. Ich verwende gerne Calycast plus Vit B12, was die Energie spürbar und in sehr kurzer Zeit hebt.

Die Nadelung von Du 20 „richtet den Patienten auf". Ich vergleiche den Punkt gerne mit der Öse am Kopf einer Marionette – zieht man da an der Schnur, streckt sich der gesamte Körper.

Zu 3.: WAA Upper 1 beidseits gleicht das Vegetativum aus. Lower 2 rechts harmonisiert das Leber-Qi, Lower 2 links hebt das Milz-Qi. Möglich wäre auch eine Anwendung der „embedded technique" für 2-3 Stunden, was den Effekt verbessert. Der wesentliche Vorteil zu den allseits bekannten Punkten Mi 6 und Le 3 ist der, dass man nicht tief stechen muß. Die Wirkung ist dennoch (oder gerade deshalb?) hervorragend. Lower 2 rechts beseitigt auch Stauungen mit Druckgefühl unterhalb des Rippenbogens, wo andere Punkte nicht funktionieren.

Dieses Vorgehen dient als Basisbehandlung bei vielen meiner Patienten. Dies ergibt sich aus dem Vorhandensein der Hauptsymptome: Erschöpfung – Le-Qi Stase „Lang anhaltender emotionaler Konflikt ohne Lösungsansatz" – Milz-Qi-Schwäche mit Nässeanhäufung (Nässeanhäufung entspricht Gewichtszunahme).

Ein großer Vorteil dieser kombinierten Behandlung ist, dass man den Patienten auf drei verschiedenen Ebenen „berührt": **Energetisch** mittels Akupunktur, **arzneilich** bei der Homöosiniatrie und **physisch** bei der Schröpfkopfmassage.

Ich kombiniere die Behandlung meist noch mit Vitalfeldtherapie oder BEMER-Therapie und falls benötigt mit einer orthomolekularen Infusion nach individueller Mittelauswahl.

Teil IV: Beispielfälle zur Wrist-Ankle Akupunktur

Beispielfälle

Eigene Erfahrung mit WAA bei Migräne

Schon seit 25 Jahren leide ich unter paroxysmalen Anfällen einer im Volksmund „Augenmigräne" genannten Kopfschmerzform. Ausgelöst wird sie in der Regel durch das Zusammentreffen von Stress, Lichtreiz und einer nach rechts oben gerichteten Kopfdrehung. Sofort nach dem Auslösen setzt ein Flimmerskotom über der linken Gesichtshälfte ein. Dies kann bis zu 30–45 Minuten dauern. Hiernach folgen starke dumpfe Kopfschmerzen und Übelkeit.

Datum: 23. April 2012, auslösende Trias um ca. 15.40 Uhr.

Symptome: sofortiges Einsetzen des Skotoms von links außen zur Gesichtsmitte. Kopf wie in Watte. Hörvermögen reduziert. Zentraler, dumpfer, sich steigernder Kopfschmerz in der Mitte des Kopfes.

Homöopathischer Behandlungsversuch: Phos. C 200 und Acon. C30; kein Erfolg. Versuch mit Koffein. Noch während ein starker Kaffee in der Maschine durchläuft:

Behandlung: Entschluss zur Durchführung einer homöosiniatrischen **WAA auf Upper 1 links mit Spascupreel.**

Ergebnis: Binnen 20 Sekunden sukzessive Reduktion des Skotoms, nach ca. 5 Minuten Beendung des Anfalls, der sonst 2–3 Stunden gedauert hätte.

WAA bei Frozen Shoulder durch Dr. Lao

Herr Li, 56 Jahre, Erstbesuch am 28. Mai 1993

Beschwerden: Schmerz und Funktionsstörung der linken Schulter seit drei Monaten.

Diagnose: Frozen Shoulder

Behandlungsprozess und Ergebnisse: WAA L^5 mit Embedded-Needle-Technique. Der Schmerz wurde sofort weniger. Dann wurde die manuelle Behandlung der Schulter durchgeführt, mit Tuina des Schmerzgebietes und Bewegung des Armes; der Umfang der Bewegung verbesserte sich sofort: Abduktion 70°, Innenrotation 45°. Der Patient erhielt jeden zweiten Tag seine Behandlung. Der Schmerz war völlig verschwunden und der Bewegungsumfang normalisierte sich nach 5 Behandlungen.

WAA bei Rotatorenmanschetten-Ruptur durch Dr. Lao

Mann, 72 Jahre, Erstbesuch am 12. Februar 1995

Beschwerden: Schmerz und eingeschränkter Bewegungsumfang der rechten Schulter. Eine Verletzung war bereits acht Monate her. Der Zustand verbesserte sich durch Krankengymnastik, aber er hatte weiterhin Schmerzen bei Bewegung. Der Patient konnte nicht auf der rechten Seite schlafen und bemerkte Verminderung der Kraft in seinem rechten Arm.

Klinische Diagnose: Rotatorenmanschetten-Ruptur.

Behandlungsprozess und Ergebnisse: WAA R^3 wurde genadelt; danach kein Schmerz bei Bewegung der Schulter. Persistieren einiger Schmerzpunkte oben auf der Schulter. Nach Nadelung von WAA R^4 völlige Schmerzfreiheit.

WAA bei trochanterer Bursitis der Hüfte durch Dr. Lao

Susan, 58 Jahre alt, Erstbesuch am 22. Oktober 1996

Beschwerden: Hüftschmerz seit zwei Wochen. Der Schmerz wurde schlimmer beim Spazierengehen und strahlte zur Leiste und zum Vordergebiet des Schenkels aus. Die Patientin konnte nicht auf der betroffenen Seite liegen. Antientzündliche Medikamente und starke schmerzstillende Mittel wurden seit einer Woche mit nur geringer Verbesserung der Beschwerden genommen.

Klinische Prüfung: Druckschmerzhaftigkeit am linken Trochantergebiet

Diagnose: Trochantere Bursitis (vom Orthopäden der Patientin gestellt)

Behandlung und Ergebnis: WAA L_{45} wurden ausgewählt. Nach dem zweiten Besuch eine Woche später war die Patientin imstande, auf der betroffenen Seite zu liegen. Vollständige Genesung nach sechs Behandlungen.

WAA bei Epicondylitis durch Laurent Richter

Barbara, 48 Jahre, Erstbesuch im September 2011

Diagnose: Epicondylitis humeri radialis re. durch Überlastung.

Therapie und Verlauf: Eine Behandlung WAA $R^{5\ \text{emb, 3 Std.}}$ genügte, um die Beschwerden völlig zum Verschwinden zu bringen.

WAA bei Fersenschmerz durch Dr. Lao

Herr Wang, 42 Jahre alt, Erstbesuch im April 1993

Beschwerden: Schmerz in der rechten Ferse seit einem Monat und progressive Verschlechterung. Die Ferse war sehr empfindlich und der Patient konnte nicht auftreten. Sowohl Antibiotika als auch schmerzstillende Mittel halfen nicht. Der Röntgenbefund war negativ.

Klinische Untersuchung: keine Schwellung, keine Rötung der Haut. Es gab aber lokal druckschmerzhafte Punkte.

Behandlung: Nadelung von WAA R_1, nach nur einer Behandlung wurde der Fersenschmerz unmittelbar besser. Die Besserung war dauerhaft, wie sich bei der Kontrolle sechs Monate später herausstellte.

Frau K., 54 Jahre, Erstbesuch am 30. Mai 2012

Beschwerden: stechende Schmerzen medial in der rechten Ferse. Druckentlastung schlecht möglich, bisherige Maßnahmen ohne Erfolg.

Klinische Untersuchung: Keine Schwellung, keine Rötung der Haut. Lokaler Druckschmerz.

Behandlung: Nadelung von WAA $R_{6\ \text{embed. 12Std.}}$, sofort nach der Applikation der Nadel war der Fersenschmerz 90 % besser!

WAA bei rheumatischer Arthritis durch Dr. Lao

Fall 1: Annette, 73 Jahre alt, Erstbesuch am 12. März 1996

Beschwerden: Schmerz, Steifigkeit und Schwäche in beiden Knien, Verschlechterung seit einem Monat. Sie hatte unter rheumatischer Arthritis seit mehr als 30 Jahren gelitten. Finger und Zehen sind stark deformiert.

Behandlungsprozedere und Ergebnisse: WAA RL_5 wurden genadelt und der Schmerz in den Knien wurde sofort erleichtert. Dann wurden die Akupunkturpunkte Yang Ling Quan (GB 34), Yin Ling Quan (SP 9), Zu San Li (ST 36), San Yin Jiao (SP 6) und Qu Chi (Di 11) wurde an beiden Seiten gestochen, Nadelliegedauer 30 Minuten. Schmerz und Steifigkeit von beiden Knien wurden wesentlich nach der Behandlung erleichtert.

Fall 2: Mavis, 65 Jahre, Erstbesuch am 25. Februar 1997

Beschwerden: multiple Schmerzen und Steifigkeit seit mehr als 10 Jahren. Der Schulterschmerz verschlechterte sich in den letzten zwei Jahren, sie wurde mit rheumatischer Arthritis diagnostiziert. Physische Prüfung: Druckschmerzhaftigkeit an der Spitze und dem lateralen Aspekt der linken Schulter. Abduktion auf 80° beschränkt. Deformationen wurden in den Mittelhand- und den Fingergelenken diagnostiziert.

Behandlungsprozedere und Ergebnisse: WAA $L^{4,5}$ wurden genadelt und der Schmerz sowie die Steifigkeit sofort erleichtert. Der Bewegungsumfang bei der Schulterabduktion nahm zu auf 120°. Dann wurden die Akupunkturpunkte links Jian Yu (Di 15), Jian Liao (SJ 14) und Qu Chi (Di 11) gestochen, die Nadeln wurden 30 Minuten liegen gelassen.

Bei diesen zwei Fällen wirkte die WAA als Katalysator bei der schnellen funktionellen Wiederherstellung. Das anfängliche Ergebnis ermutigte die Patienten, weitere Behandlung wahrzunehmen, aber die WAA ist keineswegs ein Wundermittel. Ein Behandlungsplan mit multidisziplinärem Behandlungsregime wird empfohlen.

WAA bei Osteoarthritis durch Dr. Lao

Fall 1: Rose, 72 Jahre, Erstbesuch am 12. März 1996

Beschwerden: Schmerz und Steifigkeit des rechten Knies seit vier Monaten. Sie war durch Unfähigkeit ihr Knie zu beugen außerstande, ihre Schuhe anzuziehen. Klinische Diagnose lautete Osteoarthritis.

Klinische Untersuchung: Druckschmerzhaftigkeit auf der Seite des rechten Knies an der Position von Xi Yang Guan (Gb 33).

Behandlungsprozedere und Ergebnisse: WAA R_5 wurde ausgewählt. Die Patientin konnte nach der Punktion ihre Knie unvermittelt biegen und ihre Schuhe binden. Aber das Kniegelenk fühlte sich immer noch steif an. Dann wurde die herkömmliche Körperakupunktur angewandt. Beim zweiten Besuch am 16. März 1996, der Patient berichtete, dass sie ihr rechtes Knie ohne jeden Schmerz beugen konnte. Der Abschlussbefund wurde nach sieben Behandlungen erhoben.

Fall 2: Ken, 58 Jahre, Erstbesuch am 26. September 1996

Beschwerden: Schmerz und Schwellung des rechten Knies seit fünf Jahren. Patient war außerstande, spazieren zu gehen. Er berichtete von einer Knieverletzung. Klinische Diagnose: Osteoarthritis des rechten Knies. Die Symptome wurden durch Medikamente erleichtert; jedoch wurde der Patient durch Nebenwirkungen beeinträchtigt. Er setzte das Medikament für zwei Wochen ab, worauf sich der Knieschmerz wieder verschlimmerte.

Klinische Untersuchung: Schwellung und Druckschmerzhaftigkeit auf der medialen Seite des rechten Knies. Schmerz auch ventral des Knies. Moderate Einschränkung der Flexion und Extension.

Behandlungsprozedere und Ergebnisse: Vier Körperakupunktur-Behandlungen erreichten keine Verbesserung. Dann wurden WAA $R^{2,4}$ genadelt. Shuang Po San (Zypressen-Puder) wurde angewandt. Folgende Punkte der Körperakupunktur wurden hinzugefügt: Xi Yang Guan (GB 33), Yang Ling Quan (GB 34), Yin Ling Quan (Sp 9) und Xie Hai (Sp 10). Die Nadelliegedauer betrug 30 Minuten. Die WAA-Nadeln wurden hiernach für 24 Stunden befestigt. Diese Behandlung erfolgte einmal wöchentlich. Nach sechs Behandlungen stellte der Patient fest, dass Schmerz und Schwellung des rechten Knies wesentlich verringert waren; die Steifigkeit hingegen persistierte.

WAA bei Osteoarthritis durch Dr. Lao

Fall 1: Tom, 50 Jahre, Erstbesuch am 1. Mai 1995

Beschwerden: Schwellung und Schmerz im linken großen Zeh seit einer Woche. Der Patient hatte seit vier Jahren unter Gicht mit periodisch auftretenden Anfällen alle drei bis vier Monate gelitten. Er hatte weiterhin Hypertonie.

Behandlungsprozedere und Ergebnisse: WAA $L_{2,3,4}$ wurden ausgewählt. Als der Patient zur zweiten Behandlung am 8. Mai kam, berichtete er, dass die Schwellung und der Schmerz in seinem linken großen Zeh nach der ersten Behandlung völlig verschwunden waren. Kein Gichtanfall bis zum 18. Januar 1997, als er zur Kontrolle kam.

Fall 2: Steven, 35 Jahre, Erstbesuch am 28. Januar 1995

Beschwerden: Schmerz im rechten Knie und Zeh seit einer Woche. Er wurde mit der Diagnose Gicht vor drei Jahren diagnostiziert.

Klinische Untersuchung: Das rechte Knie und das rechte Metatarsophalangealgelenk waren gemäßigt angeschwollen und die lokalen Areale waren rot und warm. Die Diagnose des akuten Gichtanfalls wurde gestellt.

TCM-Untersuchung: dicker gelblicher Belag der Zunge. Der Puls war saitenförmig und tief.

Behandlungsprozedere und Ergebnisse: Der Punkt WAA $R_4\downarrow$ wurde gestochen. Nach der ersten Behandlung berichtete der Patient, dass er im rechten Knie und im rechten Zeh keinen Schmerz mehr hatte. Der Patient kam am 5. August 1996 wieder, um sich nach einer Akupunkturbehandlung für die Gewichtsreduzierung zu erkundigen, und berichtete, dass seit der letzten Behandlung kein Anfall mehr vorgekommen war

WAA bei Außenbanddistorsion des Knöchels von Dr. Lao

Wu, 22 Jahre, Erstbesuch am 19. Mai 1989

Beschwerden: starker Schmerz und Bewegungseinschränkung des rechten Knöchels nach Distorsion beim Sport. Die Patientin bat um unmittelbare Anwendung der Akupunktur, um in einer sportlichen Endkonkurrenz zu starten.

Klinische Prüfung: starke Einschränkung der Supination des rechten Knöchels mit der Druckschmerzhaftigkeit (+++) gerade unter der seitlichen rechten Knöchelspitze.

Behandlung und Ergebnis: WAA R_5↓ wurde mit der Nadelspitze distal gestochen. Dann wurde die Nadel mit Pflaster fixiert und belassen. Ergebnis: Die Patientin gewann eine Silbermedaille beim 100-Meter-Sprint der Frauen.

Die WAA ist eine Therapie mit zahlreichen außergewöhnlichen Vorteilen bei der Behandlung akuter Weichteilgewebeverletzungen. Sie hat die folgenden Vorteile: Nur wenige Nadeln werden verwendet; die Technik der Nadelung ist einfach; es gibt keine Notwendigkeit, das De Qi auszulösen; therapeutische Ergebnis sind meist gut und schnell erzielbar. Es gibt keine Beeinträchtigung der körperlichen Tätigkeit oder Gefahr der Nadel-Wanderung, weil die Nadeln durch Klebestreifen gut fixiert werden.

WAA bei Meniskusriss durch Dr. Lao

Christopher, 22 Jahre, Erstbesuch am 6. Februar 1995

Beschwerden: Schmerz im mittleren und hinteren Kompartiment des linken Knies seit zwei Monaten bei Zustand nach einem Autounfall. Der Patient hatte Schmerzen im linken Knie wenn nur einmal um den Block spazieren ging.

Diagnose (MRT): Innenmeniskusriss

Der Arzt schlug eine OP vor, die seine Tätigkeiten aber für mindestens sechs Monate einschränken würde. Der Patient entschied sich dafür, zuerst die Akupunkturbehandlung zu versuchen.

Behandlungsverlauf und Ergebnis: WAA L_6 wurde genadelt. Nach der Nadelung verschwand der Schmerz im hinteren Kompartiment des linken Knies. Jedoch persistierte der Schmerz im medialen Knie. Dann wurde L_2 genadelt und der Schmerz verschwand.

Adjuvante Körperakupunktur-Punkte: Xue Hai (SP 10), Qu Quan (LE 8), Yang Ling Quan (GB 34) mit elektrischer Stimulation. Alle Nadeln wurden für 30 Minuten belassen. Die Behandlung wurde zweimal pro Woche durchgeführt.

Nach der zweiten Behandlung war der Schmerz im Knie bereits deutlich reduziert. Kein Schmerz im hinteren Kompartiment des Knies mehr, bei Beugung des Knies noch Schmerz im medialen Kompartiment. Der Schmerz begann nach Gehen einer Wegstrecke von vier Blöcken. Nun wurden L_2 und L_3 gestochen, zusammen mit Körperakupunktur der oben erwähnten Akupunkturpunkte. Nach der sechsten Behandlung konnte der Patient die dreifache Wegstrecke ohne Schmerz gehen. Es blieb noch geringer Schmerz auf der medialen Seite des Knies bei Beugung. Daraufhin wurden L_2, L_3 und L_5 verwendet. Nach der 12. Behandlung gab es keine Schmerzen mehr. Nach insgesamt 20 Behandlungen nahm der Patient am 15. April 1996 nach einer Überprüfung durch einen Arzt die Arbeit wieder auf. Nach einer abschließenden Konsultation am 14. März gab der Patient zu Protokoll, dass er überhaupt keinen Schmerz in seinem linken Knie mehr habe, weder beim Spazieren gehen, beim Laufen oder sogar beim Springen!

Eigene Erfahrung bei der Behandlung von Knieschmerzen

Nach einer Unterschenkelfraktur im Alter von 13 Jahren, die damals mittels Extensionsbehandlung (sechs Wochen) und anschließendem Oberschenkelgips behandelt wurde, blieb eine leichte Innenrotationsfehlstellung des linken Beines zurück. Im Laufe der Jahre kam es so zu einer vermehrten Belastung des medialen Kompartimentes, was durch eine Valgusfehlstellung begünstigt wurde. Nach sportlicher Belastung, v. a. nach längerem Joggen, traten regelmäßig Schmerzen am medialen Patellarand auf.

Nach einer einmaligen Behandlung mit **WAA L_3** Embedded-Needle-Technique für drei Stunden ist die Symptomatik dauerhaft verschwunden.

WAA bei Fibromyalgie durch Dr. Lao

Denise, 44 Jahre, Erstbesuch am 7. März 2003

Beschwerden: Diffuser generalisierter Körperschmerz seit zwei Jahren, mit Schlaflosigkeit und Erschöpfung begleitet, Stress verschlimmert. Die Schmerzen beeinträchtigen ihre täglichen Tätigkeiten sogar so stark, dass sie nicht in den Bus steigen oder eine Tasche tragen konnte. Die Patientin fühlt sich stark niedergedrückt. Sie wurde mit der Diagnose Chronisches Erschöpfungssyndrom diagnostiziert, die später als Fibromyalgie von ihrem Hausarzt erweitert wurde.

Klinische Prüfung: multiple druckschmerzhafte Punkte überall am Körper, besonders entlang dem Gebiet des Occiput, Trapezius, Supraspinatus, den kostochondralen Verbindungspunkten, mittlerem Epicondylen und dem Kniegelenk bilateral.

TCM Untersuchung: Zunge blass und schlaff mit fahlgrauem Belag, Puls fadenförmig und tief.

TCM Diagnose: unterdrücktes Leber-Qi bei allgemeinem Qi-Mangel

Behandlungsprozess und Ergebnisse: WAA $RL_{4,}{}^{1,5}$. Es wurde nur die WAA ohne zusätzliches Behandlungsverfahren angewandt. Die Nadeln wurden für 30 Minuten ohne jede Manipulation liegen gelassen. Die Behandlung wurde zweimal pro Woche durchgeführt.

Beim dritten Besuch stellte die Patientin fest, dass der Schmerz sowohl an den medialen Epicondylen als auch an Kniegelenken viel besser wurde. Der Belag der Zunge wurde dünner. Beim sechsten. Besuch fühlte sich die Patientin insgesamt viel besser. Sie hatte mehr Kraft und der Schlaf verbesserte sich. Sie war imstande, einen Bus zu nehmen und Taschen ohne Schmerz zu tragen. Beim achten Besuch war ihre Zunge rosa. Sie konnte im Treppenhaus Stufen gehen; sie konnte sogar schnell laufen, um einen Bus zu bekommen, was vorher nicht möglich war.

Die Patientin erhielt insgesamt zehn Behandlungen. Es gab keinen Rückfall, wie sich bei der jährlichen Kontrolle herausstellte.

WAA bei Thoraxschmerzen durch Dr. Lao

Chen, 24 Jahre, Erstbesuch am 23. April 1988

Beschwerden: Rechtsseitiger Thoraxschmerz nach Zugluftexposition vor sechs Monaten. Röntgenuntersuchung ohne Befund. Der Patient kam im Oktober 1987 in die Klinik. Keine Befunde nach der Untersuchung des Herzens, der Lunge und der inneren Organe.

Diagnose: Intercostalneuralgie

Behandlung: Nach Schmerzlokalisation wurde WAA R^1 als Punkt ausgewählt. Nach der Punktion wurde der Patient angehalten, tief zu atmen.

Verlauf: Der Thoraxschmerz wurde sofort signifikant erleichtert. Die Nadel wurde bei der ersten Behandlung für sechs Stunden liegen gelassen. Der Thoraxschmerz wurde danach um 80 % reduziert, wie der Patienten bei der zweiten Konsultation berichtete. Die Therapie wurde am dritten Tag wiederholt, und der Thoraxschmerz wurde darauf vollständig beseitigt. Die Symptome verschwanden dauerhaft nach vier Behandlungen. Kein Wiederauftreten bis zum Kontrolltermin sechs Monate später.

Weitere Beispielfälle finden Sie im Buch „Wrist-Ankle-Acupuncture – Methods & Applications. A new approach to the ancient therapeutic modality“ von Dr. Lao

Teil V: Erläuterung der Wirkungsweise der WAA

Übersetzung aus Lao, Dr. He Hon: „Wrist-Ankle-Acupuncture – Methods & Applications. A new approach to the ancient therapeutic modality"

1. Erklärungsversuch des Wirkmechanismus' der WAA

Die Behandlungsmethode der Akupunktur des Handgelenks und des Knöchels (WAA) ist einfach. Es gibt nur insgesamt 12 Punkte und die Technik ist relativ leicht zu erlernen. Dennoch hat sie einen großen Wirkungsbereich und ihre therapeutische Wirkung ist oft sofort spürbar und manchmal geradezu unglaublich, wie bereits in den vorherigen Kapiteln erläutert. Was der exakte Wirkmechanismus hinter dieser einfachen Technik ist, bleibt zurzeit noch unklar. An dieser Stelle will Dr. He Hon Lao einige Meinungen von verschiedenen Schulen mit ihrem eigenen Verständnis verknüpfen und darlegen.

2. Analyse aus der Sicht der TCM

2.1 Aus der Theorie des Meridians und seines Ursprungs

In der WAA korrespondieren die drei Upper-Zonen, nämlich Upper 1, 2, und 3, die sich entlang der Yin-Seite des Arms verteilen, mit den drei Yin-Kanälen der Hand. Die übrigen drei Upper-Zonen, Upper 4, 5 und 6, die entlang der Yang-Seite des Arms liegen, entsprechen den drei Yang-Meridianen der Hand. Analog entsprechen die Lower-Zonen den drei Yin- und den drei Yang-Meridianen des Fußes. Das entspricht dem Verlauf der zwölf Meridiane gemäß der Theorie der TCM. Weiterhin verbinden sich die oberen sechs Zonen mit Herz und Lunge im Thorax oberhalb des Zwerchfells; die unteren sechs Zonen verbinden sich mit Milz, Leber und Niere im Abdomen unterhalb des Diaphragmas.

Dies stimmt mit der Theorie überein, dass sich die sechs Meridiane der Hand mit dem Herzen und der Lunge im oberen Erwärmer, und die sechs Kanäle des Fußes hauptsächlich mit der Milz, Leber und Niere im mittleren und unteren Erwärmer verbinden. Die Meridiane sind Bahnen, in denen Qi und Blut des menschlichen Körpers zirkulieren. So stimmt eine mögliche Erklärung der Wirksamkeit der WAA mit der Meridiantheorie überein.

Über den Ursprung der Meridiantheorie schrieben die alten Chinesen im „Seidenbuch/ Elf Gefäße", das aus dem Ma-Wang-Dui-Grab ausgegraben wurde, dass die Punkte, an denen die Pulse an den Handgelenken und an den Knöcheln tastbar sind, als Meridian-Punkte bezeichnet wurden. Diese Punkte sind mit dem Kopf, Gesicht und Stamm verbunden, weiterhin sind sie auch mit den entsprechenden tiefen und oberflächlichen Meridianen verknüpft. Vom ursprünglichen primären Meridian gehen auch Verbindungen zu den tiefen ursprünglichen Meridianen unten und den oberflächlichen Meridianen oben ab. Diese bilden die Hauptwege des Umlaufs, mit den Wurzel-Meridianen am Handgelenk und Knöchel als Ursprung und den oberflächlichen Meridianen auf dem Kopf, im Gesicht und am Stamm als Zielort.

Gemäß der Anwendung der Theorie von Yin und Yang in der TCM werden die Meridiane in drei Yang-Meridiane – Tai Yang, Yang Ming und Shao Yang – und drei Yin Meridiane – Tai Yin, Jue Yin und Shao Yin – eingeteilt. Hier können wir sehen, dass die Nadelung der Akupunktur-Punkte an Handgelenk und Knöchel als Methode zur Behandlung von Krankheiten am ganzen Körper schon in der Meridiantheorie seit der Anfangszeit angewandt wurde. Andererseits kann die Behandlung von Funktionsstörungen distal der WAA-Punkte an Hand und Fuß auch nur als Behandlung lokaler Beschwerden betrachtet werden.

2.2 Gemäß dem Prinzip von Oberfläche, Ursprung, Wurzel und Frucht (Ben und Biao) aus der Meridiantheorie

Die vier äußersten Enden gehören zum Ursprung und zur Wurzel, während der Stamm der Oberfläche und der Frucht gehört. Das alte medizinische Werk Biao You Fu erwähnt, dass die sechs Meridiane von Hand und Fuß zusammen mit den vier Extremitäten, die die vier Wurzeln bilden, auf Kopf, Brustkorb und Abdomen zusammenlaufen und drei Früchte bilden. Daneben gibt es weitere Ursprünge außer den Wurzeln und Oberflächen jenseits der Früchte.

Es heißt: „Der Ursprung des Meridians-Qi ist die Wurzel und sein Bestimmungsort ist die Frucht." Die Oberfläche und der Ursprung betonen die gegenseitige Beziehung zwischen oberer und unterer Verteilung der Meridiane, wohingegen Frucht und Wurzel die Verbindung zwischen den zwei Extremitäten des Meridian-Qi unterstreichen.

Dieser Grundsatz demonstriert die Eigenschaften der Zirkulation, der Konzentration und der Verbreitung des Meridian-Qi. Die Fünf Shu-Punkte, die Quell-Punkte, die Kollateral-Punkte, die Xi-Spalten-Punkte und die unteren Zusammenflusspunkte liegen alle unter dem Ellbogen und dem Knie und werden als Ursprung betrachtet. Klinisch betrachtet können diese Punkte verwendet werden, um nicht nur lokale Krankheiten, sondern auch die Krankheiten des Kopfes, des Rumpfes und der inneren Organe zu behandeln. Das steht in Übereinstimmung mit der theoretischen Betrachtung der „Fernpunkte" und der Entsprechungstheorie „behandle Krankheiten des oberen Körperbereiches mit unteren Punkten und umgekehrt". Die Handgelenk-Punkte und Knöchel-Punkte der WAA liegen distal dem Ellbogen und dem Knie. Zusätzlich zum Behandeln der Krankheit des lokalen Gebiets spielt die WAA eine viel wichtigere Rolle bei der Behandlung der Krankheiten in Kopf, dem Stamm und den inneren Organen. Deshalb fällt das theoretische Fundament von WAA mit dem Grundsatz von Oberfläche, Ursprung sowie Wurzel und Frucht (Ben und Biao) zusammen. Der Unterschied ist, dass in der WAA das Diaphragma als die Trennungslinie zwischen der oberen und der unteren Körperhälfte herangezogen wird. Die Behandlung am Handgelenk geht über dem Diaphragma zum Brustkorb, Rücken, Hals und Kopf, während die Behandlung am Knöchel unter dem Diaphragma zum Lendengebiet und zum Abdomen geht.

2.3 Aus der Theorie der zwölf Luo-Punkte

Die zwölf Punkte entsprechen mehr oder weniger den Luo-Punkten der zwölf Meridiane. Die sechs Luo-Punkte, einschließlich Tong Li (He 5), Nei Guan (Pe 6), Lie Que (Lu 7), Pian Li (Di 6), Wei Guan (SJ 5) und Zhi Zheng (Dü 7), gehören sechs verschiedenen Meridianen der Hand an und liegen an den Insertionspunkten oder entlang derselben Längslinie der WAA. Weitere sechs Luo-Punkte, einschließlich Da Zhong (Ni 4), Li Gou (Le 5), Gong Sun (Mi 4), Feng Long (Ma 40), Guang Ming (Gb 37) und Fei Yang (Bl 58), gehören zu den sechs Meridianen des Fußes und liegen größtenteils an den Insertionspunkten oder entlang derselben Längslinie der WAA-Punkte, außer den Punkten Da Zhong und Gong Sun. Von jedem der zwölf regulären Meridiane in den Zonen der vier Extremitäten gibt es zwölf in Verbindung stehende Meridiane, die von ihren relevanten Luo-Punkten ausgehen und sich mit ihren von innen nach außen verknüpfenden Meridianen verbinden. Deshalb können die Luo-Punkte nicht nur die Krankheiten des Meridians behandeln zu dem sie gehören, sondern auch Krankheiten ihrer verbindenden Meridiane. Die zugehörigen Meridiane, die den inneren Meridian mit der Körperoberfläche verbinden, können Yin und Yang austauschen und Qi und Blut nähren. Nach diesem Gesichtspunkt besteht eine mögliche Erklärung der Wirksamkeit der WAA bei der Behandlung unterschiedlichster Krankheiten darin, dass sie die entsprechenden Luo-Punkte anregt.

Manchmal jedoch ist die Indikation der Luo-Punkte nicht die gleiche wie die des entsprechenden WAA-Punktes. Beispiel: Es wird allgemein bei der Körperakupunktur angenommen, dass die Behandlung des Luo-Punkts des Hand-Jue-Yin (= Pe 6, Nei Guan) wirksam bei emotionaler Störung des Leeremusters ist. Der Punkt Nei Guan gehört zur Zone des Upper 2 der WAA. Jedoch sollte gemäß dem Grundsatz der WAA für den Herzschmerz und die emotionale Störung Upper 1 gewählt werden. Es stimmt, dass das Herz im vorderen Mediastinum liegt und angenommen wird, dass es der Zone Upper 1 angehört. In der Tat liegt das Herz hauptsächlich auf der linken Seite, aber es kann sich leicht über die Zone Upper 1 verlagern, wenn es sich vergrößert. So ist es angemessen, die mit dem Herzen verbundenen Funktionsstörungen mittels Upper 2 zu behandeln, der genau die Position von Nei Guan (Pe 6) hat.

2.4 Aus der Theorie der zwölf Hautgebiete

Gemäß der Meridiantheorie laufen die zwölf Meridiane tief im inneren Teil des Körpers, während sich Zweige der Meridiane, der sogenannten „Kollateralen oder Netzleitbahnen", ausbreiten und sich im oberflächlichen Teil des Körpers verteilen. „Der Klassiker des Gelben Kaisers der Inneren Medizin" sagt: „Alle zwölf Meridiane stehen mit den Hautgebieten in Verbindung." Der Meridian verteilt das Qi, das in den zwölf Meridianen fließt, zur Körperoberfläche und bildet die zwölf Hautgebiete, die zu den oberflächlichen Bereichen der zwölf Meridiane werden. Der Unterschied zwischen Meridianen, Kollateralen und Hautgebieten ist, dass die Meridiane in einer Linie laufen, sich die Kollateralen im Netz verteilen und die Hautgebiete sich hauptsächlich auf die Bereiche der Körperoberfläche beziehen, die nicht nur die oberflächliche Haut, sondern auch die winzigen Kollateralen unter der Haut einschließt.

Ein Vergleich der Einteilung der zwölf Hautgebiete und Körperregionen der WAA: Shao Yin liegt in der Mitte der ventralen Oberfläche und entspricht dem Gebiet 1 in der Körpereinteilung der WAA. Demgemäß entsprechen Jue Yin, Tai Yin, Yang Ming, Shao Yang, und Tai Yang den Gebieten 2, 3, 4, 5 und 6.

Betrachtung der biophysikalischen Funktionen der zwölf Hautgebiete

Gemäß TCM ist die physiologische Funktion der zwölf Hautgebiete den Umlauf von Qi und Blut in Ying und Wei und anschließend überall im ganzen Körper zu regeln. Es wird im Kapitel „Einfache Fragen" des Buchs „Klassiker des Gelben Kaisers der Inneren Medizin" gesagt: „Das Wei Qi (Verteidigungsenergie) läuft in der Haut und füllt die Kollateralen." Die Hautgebiete sind die Plätze, wo das Wei Qi den Körper vor dem Eindringen der Xie Qi (pathogene Faktoren) schützt. So zeigt es sich, dass die therapeutische Methode der subkutanen Nadelung, ohne den Muskel zu erreichen, schon lange in den alten Dokumenten beschrieben wurde. Die Methode der WAA schickt entsprechend die Nachricht des therapeutischen Impulses zum verknüpften Teil der Meridiane und Kollaterale auf die Körperoberfläche (Hautgebiet) und füllt das Wei Qi, das den Fluss von Qi und Blut regelt, um sich gegen die äußeren pathogenen Faktoren zu verteidigen.

Im Hinblick auf die Nadelungstechnik in der WAA

Die subkutane Nadelung, ohne in die Muskelschicht in WAA einzudringen, ist der schwimmenden Nadelung und der direkte Nadelung ähnlich, die in den „Zwölf Nadelungen" der „Inneren Klassikern" beschrieben werden. Die schwimmende Nadelung ist eine Art der schrägen oberflächlichen Nadelung. Direkte Nadelung ist ebenfalls eine Art der oberflächlichen Nadelung, bei der die Nadelspitze außerhalb des Muskels bleibt.

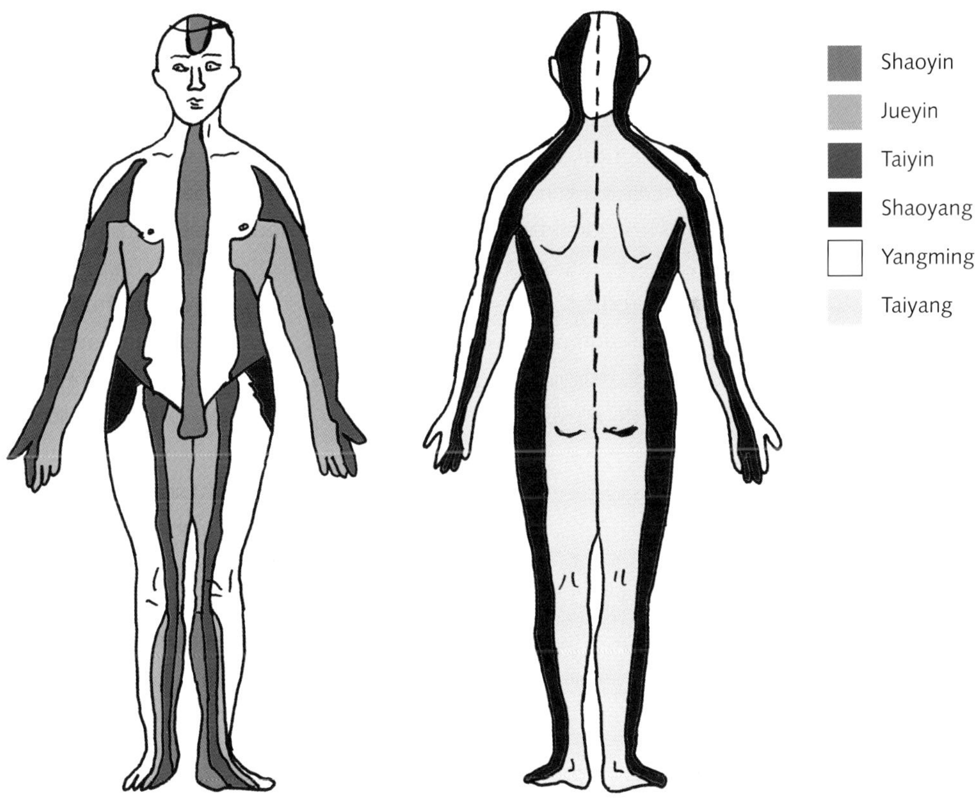

Verteilung der zwölf Hautgebiete

In den letzten Jahren hat das Ergebnis vieler Laborforschungsarbeiten gezeigt, dass die Meridiane nah mit den oberflächlichen Strukturen verbunden sind.

Z. R. Zhu entdeckte in seinen Laborstudien, dass der niedrige elektrische Widerstand der Meridiane in Relation zur Hornschicht der Oberhaut ist. Er schloss daraus, dass das Phänomen des Meridians mit Haut und Subkutangewebe in Verbindung steht. In der Klinik befürworten viele erfahrene Akupunkteure die Technik der oberflächlichen Nadelung. Der verstorbene Akupunkteur B. P. Dang erklärte z. B.: „Durch all die flach gelegten Nadeln wird die ganze Krankheit verschwinden." Mit diesen Worten meinte er, dass ein besseres therapeutisches Ergebnis erwartet werden kann, wenn die Nadeln so oberflächlich eingefügt werden, dass sie sich auf die Oberfläche der Haut legen. Es ist festzustellen, dass die Methode der oberflächlichen Nadelung in der WAA eine wichtige Rolle beim Erreichen bemerkenswerter therapeutischer Wirkungen spielt. Wenn die Länge des implantierten Nadelbereiches mehr als 3,5 cm beträgt, wird der therapeutische Effekt verstärkt.

Im Hinblick auf die Intensität des Nadelreizes

Die meisten Akupunktur-Fachleute glauben, dass bei der Standardakupunktur-Behandlung der schwache Nadelreiz als eine Methode zur Verstärkung bzw. Tonisierung dient, während der starke Reiz eine Methode zur Beruhigung bzw. Sedierung ist. Die WAA gehört demgemäß zum Ersteren, da sie eine schwache Reizung bewirkt und ohne De Qi und Schmerz auskommt. Klinisch ist die WAA dennoch nicht nur für Krankheiten des Leeretyps, sondern auch zu für Krankheiten des Fülletyps oder für Mischtypen anzuwenden. Das entspricht dem therapeutischen Grundsatz, Yin und Yang zu regeln, den Fluss von Qi und Blut zu fördern; zu verstärken, wenn Mangel besteht und zu entlasten, wenn Fülle herrscht.

Teil VI: Energetik in der TCM

In diesem Kapitel möchte ich versuchen, dem Leser einige wichtige Grundlagen der TCM zu erläutern. In der täglichen Praxisarbeit werden Sie durch das Verständnis der energetischen Zusammenhänge der TCM so manche Krankheit und manches Symptom ihrer Patienten unter einem anderen Blickwinkel betrachten.

Das Erkennen und Annehmen des sich immer wiederholenden Prozesses von „Werden – Sein – Vergehen" lässt Krankheit dann auch mehr sein als nur ein „Feind", den es zu eliminieren gilt.

1. Grundsätzliches zur Energetik von Yin und Yang

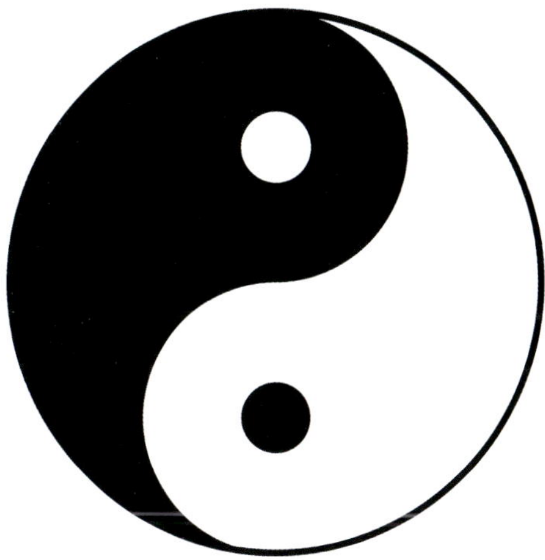

„Yin und Yang sind in ihrer jeweiligen periodischen Ab- und Zunahme und in ihrem Zusammenspiel Manifestationen des Tao, das in der Ordnung und Wandlung alles Seienden zum Ausdruck kommt." *(Quelle: Brockhaus)*

Im Nei Jing, dem Lehrbuch der Inneren Medizin, das dem legendären Gelben Kaiser zugeschrieben wird, heißt es: „Das ganze Universum ist ein Oszillieren der Kräfte von Yin und Yang."

Yin und Yang bilden eine Einheit. Auch wenn sie verschiedene „Wertigkeiten" symbolisieren, wird nie gewertet, weil sie einander bedingen und zusammen gehören. So ist beispielsweise „Yin" nicht negativ zu werten, weil es die Nacht oder „Yang", weil es Härte symbolisiert. Yin und Yang stellen die beiden Pole dar, zwischen denen sich alles in der Welt bewegt. Wichtig ist allein das Gleichgewicht, in welchem sich beide Pole befinden, denn ein Ungleichgewicht wird immer als schädlich für den Menschen angesehen.

Um einen Einblick in die chinesische Denkweise zu erhalten, reicht es nicht aus, Yin und Yang ausschließlich als Symbole für das weibliche und das männliche Prinzip anzusehen. Deshalb folgt eine kleine Auflistung der Entsprechungen, die nicht nur eine der Grundlagen der chinesischen Denkungsart, sondern auch der Traditionellen Chinesischen Medizin sind.

Wie wichtig diese Gedankengänge für die Traditionelle Chinesische Medizin sind, fasst Thomas Ots in seinem Buch „Medizin und Heilung in China" prägnant zusammen:

Aus dem Gegensatz von **Yang = aktiv** und **Yin = passiv**

entwickelte sich die für die traditionelle Medizin wichtige Polarität von

Yang = funktionell-dynamisch sowie **Yin = materiell-erhaltend.**

In der TCM stehen Yang-Funktionen meist für Aktivität, also die funktionelle Äußerung des Körpers, Yin beschreibt die Materie, das Stoffliche, das Soma. Yin und Yang stehen in einem ewigen Wechselverhältnis mit- und voneinander. Sie bedingen sich gegenseitig, das eine geht aus dem anderen hervor und in das andere über, das eine ist jeweils bereits in dem anderen enthalten.

Yin und Yang treten kaum einmal in „reiner" Form auf. Fast alle Menschen tragen eine Mischung aus beiden Elementen in sich, von denen einmal das eine, dann wieder das andere überwiegt. So extrovertiert ein Mensch beispielsweise sein mag, braucht er doch auch Zeiten, in denen er sich auf sich selbst zurückziehen kann - und umgekehrt. Dies gilt auch für die Organe und Körperregionen, die zwar nach beiden Polaritäten eingeteilt sind, aber dennoch Tendenzen zur jeweils anderen Polarität entwickeln können. Die Traditionelle Chinesische Medizin beinhaltet also kein starres Schema, nach welchem vorgegangen wird, sondern ist geprägt von einer tiefen Einsicht in die dynamischen Vorgänge der Natur, die auch den menschlichen Körper in gesunden und kranken Tagen betreffen. Die hohe Kunst eines Praktikers der TCM besteht also nicht nur aus fundiertem Wissen über Diagnostik und Therapie, sondern auch in seiner Erfahrung und vor allem in seinem Wissen um diese ewigen Naturzusammenhänge.

Yin und Yang sind Gegensatzpaare, die sich auszuschließen scheinen und dennoch einander bedingen: das eine kann ohne das andere nicht existieren. Gibt es einen Sommer ohne Winter, einen Tag ohne Nacht, eine Geburt ohne Tod?

Betrachten wir beispielsweise das Gegensatzpaar Freude und Trauer. Die Freude ist dem Yang zugeordnet, die Trauer dem Yin. Beides sind sehr gegensätzliche Gemütsstimmungen, die einen fast ausschließlichen Charakter haben: entweder ist man freudig erregt oder traurig. Aber wenn wir nur die Freude kennen würden, wäre diese schon nach kurzer Zeit sehr fade. Die Freude hat in unserem Kulturkreis diesen positiven Stellenwert durch die Erfahrung der Trauer. Nur wer die Trauer durchlebt hat, kann sich auch richtig freuen. Aber nicht nur in diesem Sinne ist die Trauer wichtig und notwendig für den Menschen: Verluste (welcher Art auch immer) wollen und müssen verarbeitet sein. Das ist nur natürlich. Wer sich die Trauer um einen geliebten Menschen versagt, bringt sich um eine wesentliche Lebenserfahrung: nämlich dass Tod und Leben notwendigerweise zusammen gehören und auch so gesehen werden müssen.

Yin und Yang gehören zusammen, sind einander notwendig und es gibt sogar einen „gegenseitigen Verbrauch": „Yin und Yang begrenzen einander: Wasser begrenzt das Feuer, die Nacht den Tag, der Regen die Trockenheit.

Bei Übermacht des einen und/oder Schwäche des anderen Pols entstehen Störungen im gesamten System: Ein Yin-Überschuss führt relativ zum Yang-Mangel, ein Yang-Überschuss zum Yin-Mangel."

So sind denn auch zwei wichtige Begriffe der Traditionellen Chinesischen Medizin „shi" und „xu":

„Shi" bedeutet Überfluss

„Xu" bedeutet Leere, Mangel

Beides sind die wichtigsten Gründe für Erkrankungen. In den weitaus meisten Fällen wird eine Krankheit auf eine „Mangelsituation" zurückgeführt. So ist im Grunde die gesamte Traditionelle Chinesische Medizin darauf ausgerichtet, Störungen zwischen Yin und Yang zu erkennen und das Gleichgewicht zwischen beiden wieder herzustellen.

Über die Jahrhunderte wurde von verschiedenen chinesischen Schulen jeweils eines der vier Disharmonie-Modelle als wichtigster Ursprung einer Krankheit angesehen, nach der sich auch die jeweilige Therapieform richtet:

Überfluss an Yang

Yang-Leere

Überfluss an Yin

Yin-Leere

Da sich nicht nur die äußerlichen Bedingungen verändern (Ernährungssituation, vermehrter Übergang von körperlicher Arbeit zu sitzender Tätigkeit usw.), sondern auch in Gesellschaft und individuellem Selbstverständnis ein Paradigmenwechsel stattgefunden hat geht man heute in China, aber auch in westlichen Ländern davon aus, dass sich Yin meistens im Mangel, Yang dagegen sowohl im Mangel als auch im Überfluss befinden kann. Entsprechend haben sich die Therapieformen verändert.

Auch im „normalen Alltag" ist es wichtig, dass Yin und Yang sich in einem harmonischen Gleichgewicht befinden. Ein Großteil unserer Zivilisationskrankheiten beruht auf der Vernachlässigung der Yin-Aspekte. Unsere moderne Gesellschaft verlangt uns im zunehmend härter werdenden Kampf ums wirtschaftliche und soziale Überleben immer mehr Strategien ab, die dem Yang-Bereich zugeordnet werden.

Hektik und Stress sind die Folge und führen zu Erkrankungen. Um davon regenerieren und auch gesunden zu können, ist das Gegengewicht des Yin notwendig - also Ruhe, Entspannung und ein Leben im Einklang mit den Gesetzen der uns umgebenden Natur.

Quellen: Handbuch Traditionelle Chinesische Medizin; Hecker, Peuker, Steveling, Kluge; ISBN: 978-3-86647-726-1. Thomas Ots „Medizin und Heilung in China"

2. Grundsätzliche Eigenschaften von Qi, Yang, Yin

2.1 Qi

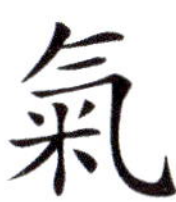

Bedeutet Dunst / Dampf aufsteigend aus einem Reistopf; gemäß des Schriftzeichens, übersetzt: Treibende Kraft / Energie

Beispielhaft einige Formen von Qi:

- Ursprungs-Qi (Yuan-Qi)
- Nahrungs-Qi (Ying Qi)
- Sammel-Qi (Zhong-Qi)
- Das wahre Qi (Zhen-Qi)
- Abwehr-Qi (Wei-Qi)

Funktionen von Qi:

- Umwandeln
- Transportieren
- Halten
- Heben
- Schützen
- Wärmen

Pathologie von Qi

Allgemeine Zeichen des Qi Mangels:

- Blässe
- allgemeine Schwäche
- Mattigkeit, Müdigkeit
- genereller Antriebslosigkeit (Lethargie)
- Abneigung gegen Kälte
- tiefer, schwacher, leerer Puls
- häufiges Harnlassen
- Appetitlosigkeit
- Durchfall, weicher Stuhl

Zunge:

- blasse Zunge

2.2 Yang

Einige Allgemeine Aussagen über Yang

Yang:
- Tag
- Dynamik

physiologische Eigenschaften:
- wärmen
- trocknen
- bewegen
- umwandeln

Allgemeine Zeichen eines Yang – Mangels

Der Yang-Mangel ist als Steigerung des Qi-Mangels definiert:
- müder
- antriebsloser
- lustloser
- lethargisch, phlegmatisch, depressiv
- Allgemeines Kältegefühl, Abneigung gegen Kälte
- helles, blasses Gesicht
- kalte Extremitäten
- Schwäche
- Apathie

Zunge:
- nasse Zunge
- gedunsene Zunge
- Zahneindrücke
- Feuchtigkeit der Oberfläche

Begründung: Yang kann nicht ausreichend bewegen, trocknen und umwandeln

Beurteilung des Yang-Mangels:
In der Regel gut zu therapieren: 10x Anwendung verspricht Erfolg.

2.3 Yin

Yin
- Nacht
- Struktur

Physiologische Eigenschaften
- kühlen
- befeuchten
- hemmen

Allgemeine Zeichen eines Yin – Mangels
- Nachtschweiß
- Strukturverlust
- 5 Flächen sind heiß/gerötet (=Handflächen, Fußsohlen und Gesicht)
- subfebrile Temperatur (37,5° besonders am Nachmittag)
- Trockenheit von Hals / Rachen und Haut
- Urin: wenig, hochkonzentriert
- Kot: trocken: Obstipation (Schafskot, Kotsteine)
- innere Unruhe (=> Hemmen vermindert), Hektik, Nervosität

Zunge:
- rote Zunge ohne Belag
- bei ausgeprägtem Yin-Mangel: kurze, schmale Zunge

Begründung für das Zungenbild:
Entsteht durch Hitze. Kühlende Eigenschaft und Struktur des Yin sind reduziert.
Patienten mit Yin-Mangel sind am distanzüberschreitenden Verhalten zu erkennen; oft wird Therapeutenwechsel betrieben.
Da bei Substanzmangel eine erhöhte Behandlungshäufigkeit(–20x) nötig wäre, steht dieses Verhalten dem Erfolg im Weg. Meist besteht zudem „Nadelangst"

Energetische Grundzustände gemäß TCM

Harmonie, Gleichgewicht von Yin und Yang

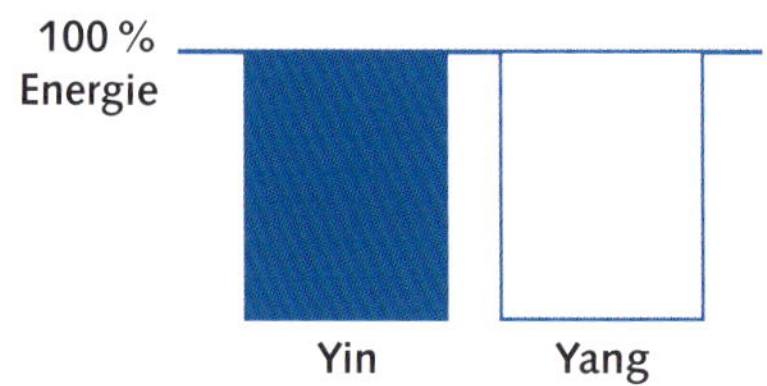

Qi-Mangel, z. B. nur 70 % Energie

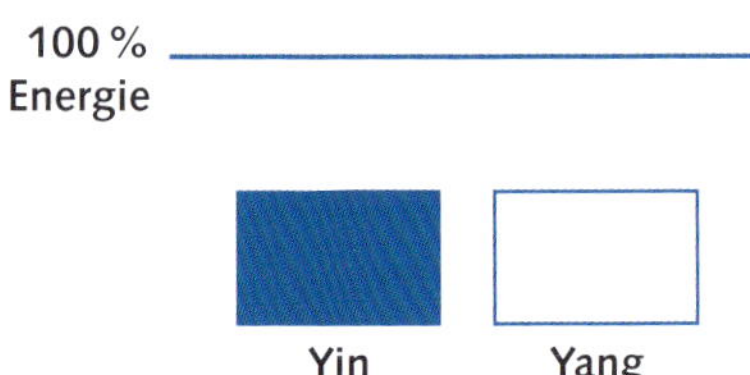

Disharmonie: Yin-Muster: Absolut oder relativ zu viel Yin

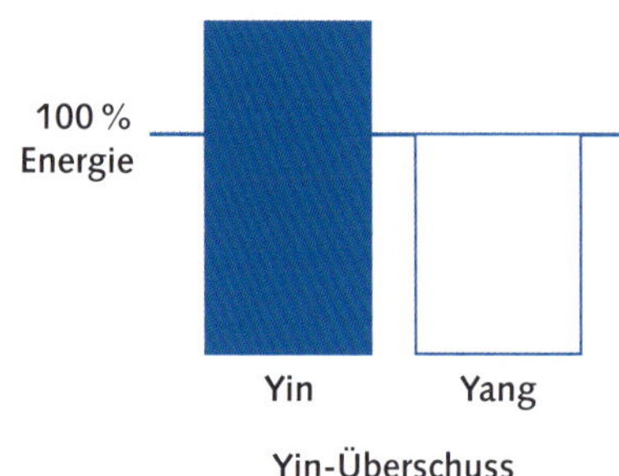

Yin-Überschuss

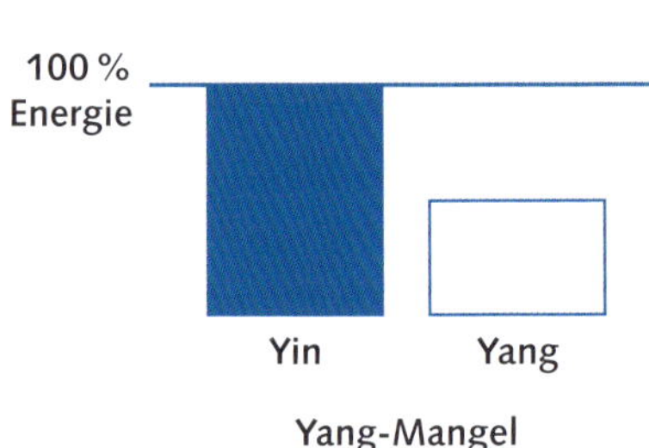

Yang-Mangel

Disharmonie: Yang-Muster: Absolut oder relativ zu viel Yang

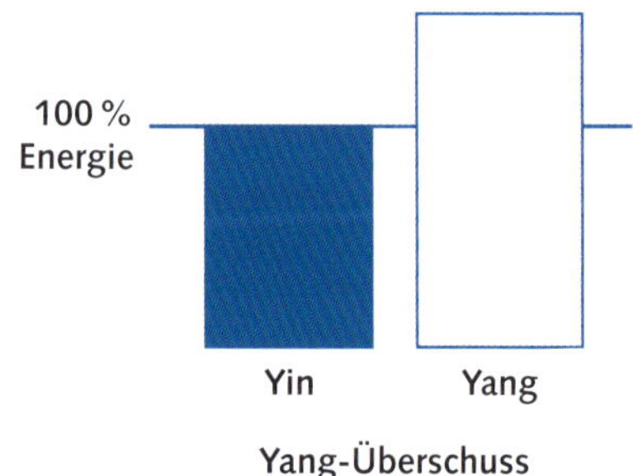

Yang-Überschuss

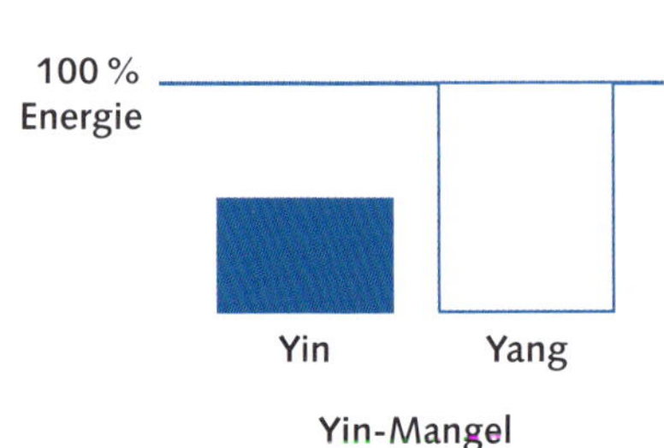

Yin-Mangel

Teil VII: Zusatzpunkte zur WAA – Basisbehandlungskonzept und Indikationen

1. Vordere Zusatzpunkte

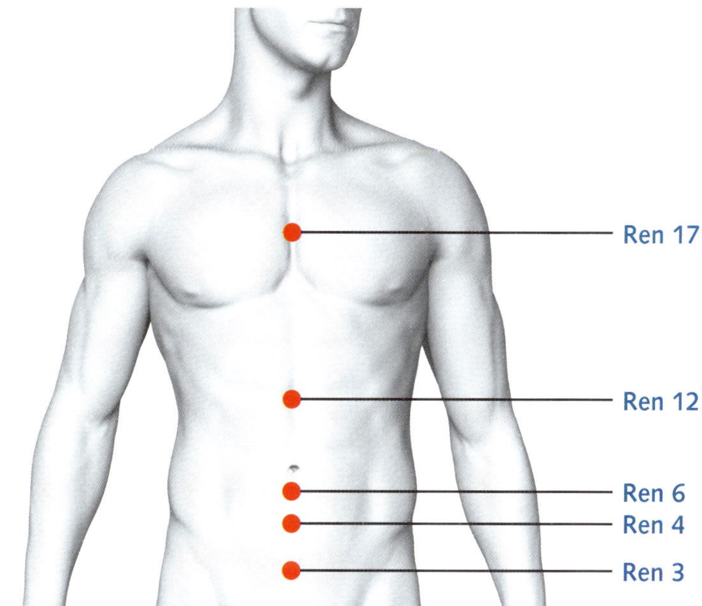

Vordere Zusatzpunkte

Ren 6

Qi Hai **Meer des Qi**

Lage:
1,5 cun unterhalb des Nabels

TCM-Wirkung:
- tonisiert Qi bei allgemeinem Qi-Mangel, hebt sinkendes Qi an
- stärkt Yang
- vertreibt Kälte
- erreicht Aktivpotential, stärkt Yuan-Qi
- reguliert Qi im unteren Erwärmer

Indikationen:

- Benommenheit / Müdigkeit / Antriebslosigkeit / Leistungsminderung
- erwacht müde, nicht erholt
- kalte Gliedmaßen, schwache Stimme
- allgemein wenn zu hoher Belastung zu wenig Erholung gegenüber steht
- begleitend bei schlaffer Lähmung
- posttraumatisches Stresssyndrom (seelisch)
- Erkältungsneigung
- Herzinsuffizienz (begleitende Anwendung)

Lokal:

- Schmerzen um den Nabel
- Schmerzen im Abdomen
- Wirkt auf den Darm

Regional:
Blase, Uterus

- Zystitis
- krampfhafte Mens (Koagula!)
- Unfruchtbarkeit v.a. bei der Frau / Libido
- Dysparaneunie (Schmerz nach Koitus): Kältebedingt (Sectio – lange Geburt > heiße Nadel!)
- Fluor albus
- Endometriose/Zysten/Myome

Merke: REN 6 = „Treibstoff", vgl. REN 4 = „Ersatzkanister"

Ren 4

Guan Yuan **Tor des Ursprungs**

Lage:
3 cun unterhalb des Nabels

TCM-Wirkung:

- nährt Xue ↑
- Jing↑ (= Essenz, steigert das veränderliche Yuan-Qi ↑), verbessert die Konstitution
- nährt Yin

Indikationen:
Wie Ren 6, zusätzlich:
- Einschlafstörung ohne Gedanken (mit „restless legs“: Xue-Mangel)
- Unruhe beim Liegen der Kinder (s.o.)

Wirkt stärker als Ren 6 auf den Uterus:
- schwache Periode
- Schmerzen beim Verkehr wg. Trockenheit
- Abort wg. Blutmangel (16-20.SSW)

Merke: Ren 6 = „Treibstoff“, vgl. Ren 4 = „Ersatzkanister“

Merke: Ren 6 = „fertig“; Ren 4 = „fix und fertig“, d. h. Punkt geht tiefer in der Wirkung

Ren 3

Zhong Ji

Lage:
1 cun oberhalb des Nabels oder 4 cun unter dem Nabel

TCM-Wirkung:
Xue↑
Nässe↓
Nieren Yin und Yang↑

Indikationen:
- Gynäkologische Störungen
- Infertilität
- Schmerzen des Genitale
- Miktionsstörungen
- Zystitis
- Prostataerkrankungen

Ren 12

Zhong Wan Mitte des Epigastriums

Lage:
4 cun oberhalb des Nabels

TCM-Wirkung:
- tonisiert Ma und Mi↑
- beseitigt Nässe
- löst Schleim auf
- beruhigt Shen*
- reguliert das Magen-Qi

Indikationen:
Gemäß tonisiert Ma und Mi:
- Schmerz, Spannungs- und Völlegefühl im Abdomen
- Übelkeit, Erbrechen
- saurer Reflux
- klebriger Mundgeschmack

Gemäß beruhigt Shen*:
- Sorgen, Grübeln

Ren 17

Shan Zhong oder Tan Zhong Mitte des Brustkorbes

Lage:
Mediosternal auf Höhe des 4. ICR

TCM-Wirkung:
- Lunge und Thorax ↑: öffnet Thorax, fördert das Absteigen des Qi
- stärkt Qi und Sammel-Qi
- beseitigt Schleim
- unterstützt Mammae

Indikationen:

Lokal:

- Schmerzen am Sternum

Regional:

- Intercostalneuralgie
- Rippenblockaden
- Atemnot, Kurzatmigkeit
- Beklemmungsgefühl in der Brust
- Schwächehusten
- Asthma
- Verbesserung Lungenvolumen
- sekretreiche Bronchitis mit Schleimrasseln
- verminderte Milchsekretion in der Stillzeit
- Mastopathie, Spannungsgefühl der Mammae
- Brustabszess

Yin Tang

„Siegelhalle", „Hall of impression"

Lage:

Auf der Mittellinie zwischen den Augenbrauen

TCM-Wirkung:

- beruhigt Shen*
- klärt Wind
- öffnet die Nase

Indikationen:

- Kopfschmerz, „schwerer Kopf", Stirnkopfschmerz
- Nasenbluten
- Nebenfluss
- Krämpfe bei Kindern
- Schlaflosigkeit

2. Zusatzpunkte am Kopf

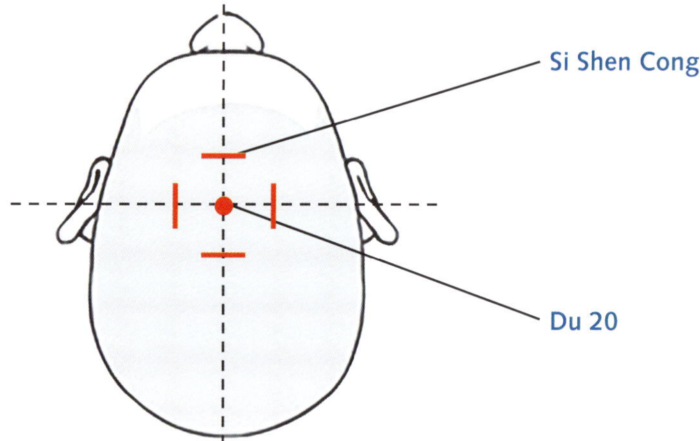

Zusatzpunkte am Kopf

Du 20

Bai Hui **Hundert Vereinigungen**

Kommentar: Du 20 liegt am höchsten Yang und hat Doppelfunktion:
Er kann einen Yang-Exzess aus dem Kopf vertreiben oder aber das Aufsteigen von Yang zum Kopf fördern

Lage:
Auf der Mitte des Schädeldachs

TCM-Wirkung:
- allgemeiner Qi-Mangel↑, -Yang-Mangel↑
- hebt absinkendes Qi
- beseitigt Nässe, beseitigt Wind
- entfaltet Shen*

Indikationen:
Gemäß allgemeiner Qi- und Yang-Mangel:
- Depression, Schwindel, Ohnmachtsanfälle, alle KH mit psychosomatischem Charakter
- psychische erektile Dysfunktion

- kältebedingter Kopfschmerz
- Tinnitus

Gemäß absinkendes Qi: Organsenkungen: Uterus, Beckenboden, Hämorrhoiden
- Nässe: Benommenheit (intrcranielles Ödem n. Trauma), post Apoplex, Hemiplegie, Schwindel nach SHT, Gleichgewichtsstörungen, unklares Sehen
- Shen*: Teilleistungsstörungen: unkoordinierte Legasthenie, Schulversagen, Gedächtnisschwäche

Si Shen Cong

Die vier Punkte der Geistesschärfe; EX6

Lage:
Auf dem Schädeldach, rautenförmig um Du 20, Abstand 1 cun

TCM-Wirkung:
- Yang↓, Schmerz stillen, Spasmen lösen

Indikationen:
- Ventral + dorsal: Wirbelsäulenbeschwerden
- Lateral: Hüftbeschwerden
- alle 4: Unterer Rücken

3. Hintere Zusatzpunkte

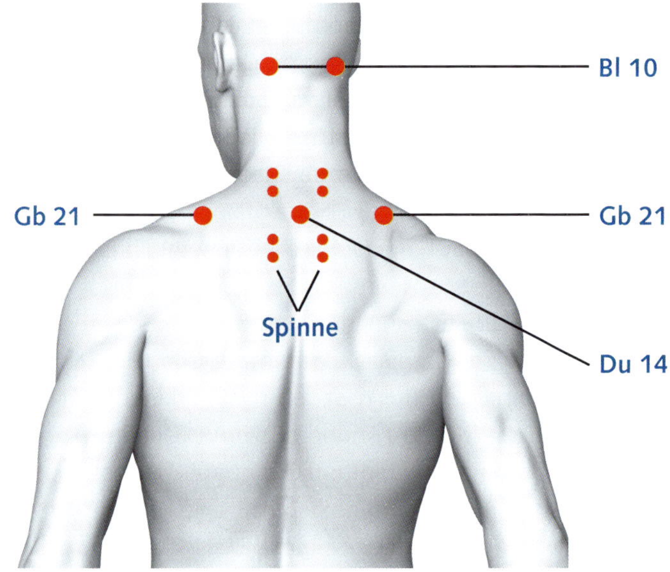

Hintere Zusatzpunkte

Du 14

1. Da Zhui: Großer Hammer
2. Übersetztung: Bai Lao: Hundert Mühsale

Lage:
Zwischen 7. HWK und 1. BWK

TCM-Wirkung:
- stärkt Wei Qi↑ (Infekte, Dyspnoe, Asthma)
- stärkt Yang
- beseitigt Wind, Kälte, Hitze (Fieber)
- klärt Shen*

Indikationen:
Lokal:
- Nackensteifigkeit

Regional:
- HWS, BWS, Schulter: Schmerz, Steifigkeit, Paresen

Gemäß reguliert Wei-Qi:
- Fieber, Infekte, Eindringen von äußerem Wind
- Bronchitis, Asthma, Dyspnoe
- leichtes Schwitzen, Frösteln
- nimmt Hitze aus Gesicht (bei Akne)

Gemäß stärkt Yang:
- Frösteln, Kälteabneigung

Gemäß klärt Shen*:
- wenn Leben mühselig wurde; Erschöpfungszustände
- posttraumatisch; -postoperativ
- Gedächtnisschwäche, Konzentrationsstörungen
- Depression
- Überforderung bei Kindern
- Epilepsie (gemäß beseitigt inneren Wind)

Ergänzung zu Du 14: Die Spinne

Je vier Quaddeln ober- und unterhalb von Du 14; werden so bezeichnet, weil die Spinne acht Beine hat. Die Anwendung entspannt Nacken und Schulterbereich.

Bl 10 (diagnostischer Punkt – nicht stechen)

Tian Zhu **Himmelspfeiler**

Lage:
1,3 cun lateral von LG 15

TCM-Wirkung:
- beseitigt Wind
- klärt das Gehirn, öffnet Shen*
- beseitigt Blockaden aus der Leitbahn

Indikationen:
Gemäß beseitigt Wind:
- Kopfschmerz, Migräne
- Nackenschmerz

- verstopfte Nase; Geruchsverlust (nach Grippe oder Schädel-Hirn-Trauma)
- akute LWS Schmerzen +Lymphabflussstörung

Gemäß klärt das Gehirn:
- Schwindel (besser bei Massage) mit Ohrgeräusch
- Verbesserung cerebraler Funktionen

Gemäß beseitigt Blockaden aus der Leitbahn
- Fernpunkt bei beidseitigem Lumbalschmerz: Bl 10 stechen und nachfolgend Bewegungstherapie (Beckenkreisen) > Selbsteinrenkung

Gb 21 (Diagnostischer Punkt, wird bei Druckdolenz v. Autor gerne mit Sanuvis angespritzt)

Jian Jing **Schulterbrunnen**

Lage:
Auf der halben Strecke zwischen LG und dem M deltoideus

TCM-Wirkung:
- unterstützt Mammae und fördert den Milchfluss
- beschleunigt Geburtsvorgang
- stimuliert das Absteigen von Qi und Lungen-Qi

Indikationen:
Regional:
- Nacken-Schulter-Arm-Syndrom; Ergänzung zu LG 14

Stichrichtung flach subkutan in Richtung der Beschwerden: Gb 21 in Richtung LG 14 bei Nacken-Schulter Schmerz Gb 21 in Richtung Dü 12 bei schmerzen, die nach hinten ziehen Gb 21 in Richtung Di 15 bei Schulter-Arm Problemen

Gynäkologischer Raum:
- unmittelbare Wirkung auf den Uterus (in SS nicht stark massieren!)
- Geburtsprobleme: Übertragung, lange Wehen, schlechte Placentalösung
- Stillprobleme: Agalaktie (senkrechter Stich, Muskel vorher abheben)

Wichtig: Frauen sollten Dauerakupressur durch einschneidende BH-Träger vermeiden, dies könnte zu Aborten führen.